JN094954

外来で診る

動機づけ面接入門編

"わかっちゃいるけど
やめられない"への介入技法

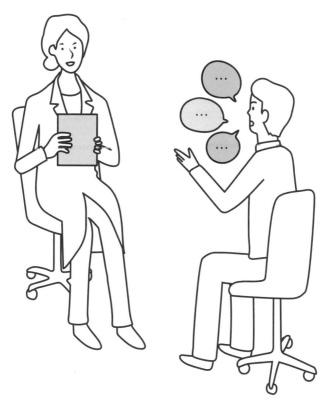

著　清水隆裕

敬愛会ちばなクリニック健康管理センター 医長

メディカル・サイエンス・インターナショナル

An Elementary Introduction to Motivational Interviewing
First Edition
by Takahiro Shimizu

ISBN 978-4-8157-3041-3

Printed and Bound in Japan

はじめに

　本書は，喫煙者やアルコール依存者をはじめとした，行動を変えられない(やめたいけれど，やめたくない)患者に効果的といわれる動機づけ面接(motivational interviewing：MI)についてまとめています。

　私が講師を務めるセミナーの流れをもとに，書籍として読めることを意識しながらまとめたものですから，ある程度テンポよく読み流せることを意識しています。

　そのため，第2章こそ心理学の科学性に言及しているものの，全体を通じて多くのエビデンスを示したり，開発背景を紹介しきれてはしていません。教科書のたった1行の記載の裏に，膨大な数の論文があるように，それらを紹介し尽くそうと思ったら，とてもではありませんが1冊の本にまとめることはできないでしょう。

　また，動機づけ面接に限らず，面接法は実技ですから，理論を学ぶだけでうまくできるようにはなりません。それは，水泳の教科書を読んで，畳の上で練習をしても，うまく泳げるようにならないのと同じです。そこで，実際のセミナーでは，演習に時間をかけるわけですが，書籍のうえではそういうわけにもいきません。期待を込めて本書を手にしていただいた皆さんには大変申し訳ないのですが，「読めば動機づけ面接ができる」というわけにはいかないのです。技法の習得には実技が必要となってきます。

　そこで，本書では，第3章で解説している面接の骨格となるスピリッツをもとに，第4章では面接の技術となるスキルを重点的にまとめています。また随所に「仲間を集めて練習しよう」というエクササイズを挿入してあります。そこには練習するうえでのポイントも書いていますので，ぜひ「声に出して」練習をしてみてください。

　もちろん，本来であれば，それらの演習を通じて，うまくいったこと，うまくいかなかったことを確認し，上級者を交えてフィードバックをし，さらなる上達を目指していくのが望ましいのですが，とりあえずやってみて，お互いの感想をシェアするだけでも全くやらないよりはいいかもしれません。

　本書が皆さんの日常や診療に役立つことを願い，はじめの言葉とさせていただきたいと思います。

2021年11月

清水 隆裕

目次

第 **1** 章

· ·

動機づけ面接
との出会い

私が初めて「動機づけ面接」に出会ったのは，2009年に和歌山市で開かれた日本禁煙推進医師歯科医師連盟総会の懇親会のあとのことでした。

　わが国では2006年から禁煙保険治療として「ニコチン依存症管理料」が認められ，禁煙治療に医療保険が適応されましたが，そもそも喫煙者の多くは治療を受けようとはしません。喫煙が健康に与える悪影響についての知見は枚挙にいとまがありませんが，同時にニコチンにはきわめて強い依存性があり，喫煙者の多くはタバコをやめたらストレスが増えると思い込み，言い換えれば「やめようと思えない」という認知異常に陥っているのです。

心理学的アプローチの模索

　そこで我々医師を含む医療従事者たちは，ときには脅し，ときにはなだめ，ときには励ましながら禁煙治療へ誘導していたわけですが，そのなかに，心理療法の応用を試みるグループがうまれました。

　禁煙心理学研究会と名付けられたそのグループでは，当時すでに臨床心理士の認定も受けていた加濃正人先生と，「リセット禁煙」という独自の禁煙プログラムで知られていた磯村毅先生という2人をリーダーに，認知行動療法や論理療法，森田療法などを禁煙治療に応用できないか，研究が進められていました。

　研究会と名乗ってはいても，自前で集会を開くほどのエネルギーをもっていたわけではありません。研究会員のほとんどが日本禁煙学会や日本禁煙推進医師歯科医師連盟といった禁煙系の学術団体に参加していたことから，それらの学会の懇親会（たいていは総会初日の夜に行われる立食パーティー）のあとに，学会会場近くの貸し会議室または小さな宴会場を借りて症例や論文を持ち寄って勉強会を開いていたのです。

その場の皆が取り憑かれた

　当時はまだ加濃先生も磯村先生も「動機づけ面接」を知ったばかりという段

階で，私たちにも「こんな面白い話があるよ」という程度のノリで紹介をしてくれたにすぎませんでした。その場にいた誰もがほとんど初めて触れる面接技法でしたが，とりあえずやってみようということになり，いきなり「複雑な聞き返し」に挑戦し，難しさとともに確かな手応えを感じたときの衝撃は，いまでも鮮明に覚えています（この「聞き返し」のスキルについては第4章で解説します）。

このとき研究会に参加していたメンバーの多くは，その後も研鑽を重ね，然るべき審査を受け，国際的な動機づけ面接トレーナーのネットワークであるMINT（Motivational Interviewing Network of Trainers）のメンバー（MINTieと呼ばれる）として認定されていきました。不祥，ワタクシもそのなかの1人というわけです。

そのため，この頃の動機づけ面接は，禁煙支援のためのスキルとして紹介される場面が多くありました。しかしながら，禁煙支援を学ぶために集まったとはいえ，我々は禁煙支援だけを生業としているわけではありません。ある人は高血圧の専門医，ある人は癌の専門家，ある人は看護大学で教鞭をとる教育者，とさまざまな背景をもっており，それぞれの分野で動機づけ面接を広げていき，今に至っています。

動機づけ面接は禁煙支援だけが目的ではないのです。

生活習慣病への関わり

私は，といえば，そもそもの立ち位置でいえば，放射線科医です。人間ドックや健康診断をフィールドとしており，マンモグラフィなどの読影ができることを武器として，人間ドック健診専門医（指導医）として業務を行っています。

健康診断の目的は，各種生活習慣病の予防，そして悪性疾患の予防と早期発見です。この業務についた頃は高血圧をみつけ，糖尿病をみつけ，癌をみつけて，それぞれ紹介状を出していけばいいと思っていました。しかしながら，翌年また同じ人が同じ状態で受診してくる。その結果，取り戻せるはず

だった健康を取り戻せないところにまで病気が進んでしまい，残念に思うこともたくさんありました。

ヒトは行動を変えないのが普通

もちろん，ここにも心理学的なアプローチが入り込む余地があります。

一例を上げると，米国の広告界のカリスマ的存在だったマクスウェル・サックハイム（Maxwell Sackheim）は，文書を手にしてからの人々の行動を「読む」，「信じる」，「行動する」の3ステップに分けて，それぞれにハードルがあると評しています。これを「健診結果」に照らし合わせると，そもそも読んでいない，読んでいてもそれを信じていない（自覚症状もないのだからたいしたことはない，私が癌にかかっているはずがない，など），そして適切な行動をとらない（精密検査を受けない，治療を開始しない，など）といったところでしょうか。

それぞれにハードルがあるのだから，それを越えられるように対策をとること，それにより人びとの行動を変えることができるかもしれない……**これが社会心理学的アプローチです**。ただ，このアプローチは，集団へのアプローチとしての有効性は期待できますが，診察室にいる，目の前の1人の受診者の行動を変えることができるものとはいえません。**そこで必要になってくるのが，臨床心理学の考え方なのです**。

心理学との出会い

思い返せば，私が初めて心理学という言葉に触れたのは，小学校低学年の頃に父の書棚でみつけた『頭の体操』だったように思います。著者は千葉大学教育学部の講師（執筆当時。私が本を見つけたときには教授になられていた）であった心理学者・多湖輝先生。その頃，ちょうど伯父が千葉大学で教鞭をとっていたこともあり，千葉大学の先生が書いた本，というだけでなんとなく親しみを覚え，手にとったのがきっかけでした。

　40年近く前に読んだきりなので，さすがに詳しくは覚えていませんが，常識や思い込みを捨てないとたどり着けない問題の数々を紹介してくれたこの本との出会いは，私を「素直に言うことを聞かないイヤなガキ」に育ててくれたように思います。なにしろ，小学生の頃に頻繁に出された学級の宿題にことごとく難クセをつけ，拒否しまくった「ひねくれ小僧」だったのですから。

　ドリルの漢字を1行ずつ書き取れという宿題が出されれば「覚えるまで書いて練習しろというならわかるが，量を決められるのは納得できない」と一切やらなかったり，計算ドリルを全部解いてこいという宿題が出されれば「一番難しい問題が解ければ，ほかも解ける」と最後の数問を解くだけで提出したり，というように。

　一方で，「試験官も人間であり，彼らが作る問題には意図が含まれている」ことも学んでいたので，テストの成績は悪くはなく，宿題はやらないが点数はとれる厄介な存在となりました。おかげで，先生たちからは毎日のように「お前は絶対にまともなサラリーマンになれない！」と怒鳴られる小学校6年間を過ごしました。

熱意は上手に隠そう

　閑話休題。動機づけ面接においても，この「常識や思い込みを捨てて」面接に臨むという姿勢は大事になります。特に我々医師は人々が健康に過ごしたいという願望をもっていると信じていたり，あるいは，そうであるべきだという信念をもっていたりすることがありますが，その思いを表に出すことは，ときに治療への妨げになることがあります。

　相手を健康にしたい，病気を治したいという思いの強さを捨てる必要はありません。その思いの強さを，治療の妨げにならないように，つまりは，患者の利益（福祉の向上）のためにうまく隠せればいいのです。それが何を意味することなのかも，第3章で詳しく触れていきたいと思います。

　本には読みたいところから読むことができる，というメリットがあります。読者の皆さんにはその利点を最大限に活かしていただき，とっつきやすい章

からお読みいただければと思います。

　たとえば，第2章「心理学の基礎知識」をまず読み，第3章「スピリッツ」は本項のまとめだけを読んで後回しにし，第4章「スキル（技術）」について読み進める，というように。なお第5，6章はレベルアップをねらいたい方向けの内容となっています。

　今はまだ何を書いてあるのかわからないと感じられるかもしれませんが，本書以外のところでも「動機づけ面接」に触れる機会があれば，そのときにふと思い出していただければ，それでいいのかもしれません。

第 **2** 章

．．．．．．．．．．．．．．．．．．．．．．

心理学の基礎知識

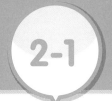

心理学は科学なのか

医療のすべてが医学ではない

私を含めて多くの医師が受けてきた医学教育は，概して，自然科学の一部としての人間生物学（表記としては「ヒト生物学」のほうがふさわしいかもしれません）を基礎としています。

一方で，社会が我々に期待しているのは，経済性や人間性や社会性といった多様な要素を取り入れた医療・医術あるいは医道とも呼べる要素をあわせもつもので，医学そのものでもなければ，自然科学だけで説明しきれるものでもありません。

さらには，ニコチンやアルコールに代表される「依存症」のように，患者自身に自覚症状が出にくい疾患については，それらの行動が今後の生命や健康にどのような影響を与えるのかを示すこと，つまり，我々が「自然科学的知識」を用いた説得のみで対応することは概して困難です。

しかし，だからといって心理学を医学（あるいは，医学を元にした経済活動としての医療）に取り入れようとしたときに，多くの医師や医療関係者たちが不安に思うのが，心理学の「科学性」ではないでしょうか。すなわち「**心理学は科学と呼べるのか**」という疑問です。

日本における心理学の位置づけ

こうした疑問がわく背景には，おそらく，これまで日本では心理学が正確に理解されてこなかった時代が長く続いたことに原因があると思います。

一部の新興宗教と心理学（らしきもの）が不気味に結びついて起こされた数々の事件を思い起こされる方も少なくないでしょう。あるいは「マインド・

コントロール」や「洗脳」といった用語を思い浮かべる方もいるでしょう。

　しかしながら，実際に心理学を系統的に学んでみると，こうした場面にでくわすことはほとんどありません。「ほとんど」というのは，こうした「心理学を利用したようにみえるもの」が調査対象となる可能性はあるので「絶対にない」とは言えないからです。

　では，心理学がそうした怪しげなものではないのだとしたら，何を対象として発達した学問なのでしょうか。心理学というからには，心の学問だ，という方もいるでしょう。ところが，現実的には「心」はつかみどころがなく，直接的な観察がきわめて困難です。ですから，質問票などを用いて，言語や行動として投影される現象を評価対象とするのです。

心は言葉とは一致しない

　ここで，ある人から「あなたは別荘が欲しいですか？」と聞かれたとき，あなた自身がどのように返事をするのか，想像してみてください。いかにもセールスマン，といういでたちの全く知らない相手から言われたら，あなたはどう答えるでしょうか。

　どこかの大企業の社長と親しくなって，別荘に招かれて「君も別荘ぐらいもったらどうだね」と言われたらどうでしょう。

　何らかの理由があって信用をしている老人から「ワシも歳なので，誰か大切にしてくれるだろう人にこの別荘を譲りたいと思っているんだ，ワシが死ぬ

まで家を壊さないという条件を守ってくれるなら，この土地も含めてタダで
いいよ」なんて言われたら？

　私自身の答えを述べるなら，日常生活において「別荘が欲しいか？」と聞か
れたら，すぐに「欲しい」と答えることはないでしょう。もっとも，生家のあ
る千葉を離れて，沖縄に居を構えて生活をしているという現状は，別荘で生
活をしているようなものだという意見もあろうかと思いますが，それを差し
引いても，別荘を欲しいという気持ちはありません。

　もちろん，得体のしれないセールスマンに勧められたら，絶対に断ります。
むしろ，「全く興味ありません，二度と来ないでください」くらいの表現を用
いて，強く否定します。しかし，お金持ちの友人の別荘に招かれて「こんなも
のは必要ない」と毒づくほど幼稚ではないつもりですから，おそらく友人社長
から「どうだ？」と聞かれたら「うらやましいですね，でも，私には手が出せま
せん」くらいの返事をするでしょう。

　ましてや，信頼のおける相手が「くれる」というなら，「土地の価値だけでも
十分あるから，欲しいかな？」と返事も変わってくると思います。

　こうしてみると，同じ質問に対しても，**条件が変わると返事が変わるとい
うことが普通に起こる**，ということを想像していただけるかと思います。

　心理学がヒトの心を扱う学問であるとするならば，ちょっと条件が変わる
だけで答えがコロコロ変わってしまうような質問では心を正確に捉えること
ができていない，ひいては，心理学は客観性をもたないのではないか，と批
判が起こるのです。はたして，こんな不安定なものが科学と言えるのか，と。
心理学の科学性への批判がうまれるのです。

近代心理学の歴史

　そこで心理学がたどってきた道筋を振り返ってみると，たしかに近代まで
の心理学は，叙情的な人文科学と言ってしまっていいかもしれません。しか
し，現在における心理学は，自然科学的要素と社会科学的要素をもつ幅広い
学問として発達しています。

その大きな転機となったのが19世紀以降に，実験的な方法が積極的に取り入れられるようになり，実証的科学の1分野としての発展を始めたことにあります。

その起源ともいわれている人物の1人が，「精神分析」で知られるジークムント・フロイト(Sigmund Freud)です。あるいは，そのフロイトの理論に自説との共通点を見いだし，親しい関係を築いていたとされるカール・グスタフ・ユング(Carl Gustav Jung)もまた，現代心理学の始祖の1人に数えられるでしょう。

しかしながら，私の感覚では，この超有名な2人こそが，現代の日本の医療現場において，心理学が誤解されている原因にもなっているように感じています。すなわち，彼らの唱えた説が有名すぎて，それらが心理学の基本だと誤解されてしまっているのです。

フロイトやユングの時代

たしかに，仮に大学の授業で「心理学の歴史」とタイトルがつけられた講座のなかで「現代心理学の黎明期を代表する人物をあげよ」という質問が出されたときに「フロイト」や「ユング」と答えることは間違いではありません。

しかし，「現代の基礎を築いた」ことと「現在にも通じる真理」とは必ずしも一致しません。ここで，その頃の「医学分野」に目を向けると，ちょうどルイ・パスツール(Louis Pasteur)やロベルト・コッホ(Robert Koch)が細菌学の研究を確立していった時代です。彼らが活躍する前の時代には，今でいう「感染症」の原因ははっきりとはわかっておらず，瘴気（しょうき）と呼ばれた「悪い空気」が原因だとするミアズマ説と，何らかのものに接触することが原因だとするコンタギオン説が対立していました。

しかし，顕微鏡の発明・発達から「細菌」が発見され，細菌と接触することで生じるとする「病原菌説」が確立され，コンタギオン説派が勝利したと思われたわけです。

20 世紀以降の医学と心理学

　20 世紀の幕開けとなる 1901 年には，第 1 回のノーベル医学生理学賞が
「ジフテリアに対する血清療法の研究」の功績としてエミール・アドルフ・フォ
ン・ベーリング(Emil Adolf von Behring)に与えられました。日本ではそ
のベーリングの共同研究者としても知られる北里柴三郎が活躍し，その弟子
の世代である野口英世が黄熱病の研究に生涯を捧げています。

　現代を生きる我々からみれば，その時代に生きていた人々がうらやましく
なるくらいに，ドラマチックな時代です。

　ところが現在の知見からみると，その時代の医学研究の成果は，そのすべ
てが正しかったわけではありません。例えば，野口英世の黄熱病の研究が(言
葉は悪いですが)本人の死をもって「的外れ」であったことが明らかになった
ように，現在に至る研究の歴史のなかで否定されていった学説も少なくない
のです。普通の顕微鏡ではみることができないものにも感染力があること，
すなわち，現代でいうところの「ウイルス」の発見により，すでに敗北したと
思われていたミアズマ説派の主張に近い感染様式が存在することもわかって
きました。

　しかし，それでも細菌学が否定されたわけではありません。当時の細菌学
者らが，現代医学の，特に内科学の，そのなかでも感染症の研究に多大な影
響を与えたことは，これもまた間違いのないことです。フロイトやユングの
唱えた心理学も同様に理解する必要があると思います。すなわち，**フロイト
やユングの学説はその後の心理学に多大な影響を与えた，しかし，その過程の
なかで否定されている内容も数多く含んでいる**わけです。

時間の流れと学問の構築

　ユングやフロイトらの学説を「現代心理学の基本」と理解することは時代遅
れ，ではあります。しかし同時に，彼らの理論の非科学性を根拠に現代心理
学全体を非科学的と切り捨ててしまうのも，その後の研究を無視していて正

確な理解とは言えないのではないか，ということです。

そのことについて，ドイツの心理学者であるヘルマン・エビングハウス (Hermann Ebbinghaus) は「心理学には長い過去があるが，その歴史はきわめて短い」という言葉を残しています。なお，エビングハウス自身は，記憶に関する実験的研究の先駆者で，記憶の忘却が記憶直後に急速に起こるさまを表した「忘却曲線」を発見したことで知られる人物です。

彼の言葉が示すとおり，古くから社会にひろく認知され，確立しているようにみえる心理学的現象に対する説明も，そのエビデンスを追いかけてみると，体系的な理論を確立するには至っていない，ということが多々あります。しかし，このことをもって心理学の科学性を否定するものではありません。

同様の視点で医学の歴史を見返してみても，近年においてさえ，日常的に使われてきた薬に効果がないことが示され，使われなくなることがあります。それこそ医学は科学的評価が行われていることの表れであることに異論をもたれる方はいないでしょう。すなわち，古くから信じられている，いわゆる「心理学の常識」にメスを入れ，再評価をしていくこともまた，心理学の科学性を支えているということなのです。

実験や調査によって客観的に実証していく試みが重ねられ，古い概念を書き換えてきているばかりでなく，現時点で「客観的に実証された」とされることにも疑問を抱き，常に科学的な態度を意識しながら，過去の知見に再評価を加え続けているのが，私の考える「現在の心理学」です。

—————————— 本項のまとめ ——————————

- 「心理学には長い過去があるが，その歴史はきわめて短い」。
- 現在の心理学は，自然科学的要素と社会科学的要素をあわせもち，幅広い学問として発達している。

2-2 ヤーキーズ・ドットソンの法則 —過度な危機感はやる気をなくす

▌心理学と動物実験

　科学的な知見を取り入れようと，より近代的な発展を始めた心理学は，基礎医学の一部が動物実験に支えられているように，動物実験を取り入れていきました。

　医学における動物実験がそうであるように，ヒトと動物は必ずしも同じではありません。しかしながら，共通する点もあることから，ヒトでできない実験を行えるという利点もあります。医学における動物実験の扱いがそうであるように，心理学における動物実験も，ヒトと各種動物の相違点・共通点を明らかにしながら，そして，倫理的な配慮も取り入れながら発展してきました。

　むろん，相手は言葉を解しない動物ですから，言葉に対する反応を研究することはできません。言葉の代わりになるものは，餌や音や光などといった刺激ですし，観察対象はその刺激に対する反応，主には行動です。

　そして，このときに認められた特定の刺激に対する一定の行動に注目して発展した心理学の分野を，行動主義などと呼んだりします。

動物実験とヒトの心理

　各種の動物は種によって異なる本能をもっています。それが必ずしもヒトの本能とは一致しませんから，動物実験の結果が，そのままヒトの心理現象と結びつけられるものではありません。

　動物実験で確認された現象がヒトでも同様に起こるのかを確認するには，また別の実験が必要になるということもまた，医学の発展と同様のプロセスが取られていきます。

わかりきっている現象？

ここで「簡単すぎることに取り組む気も起きないが，難しいこともやりたくなくなる」という心理現象を例にとってみましょう。

私自身のことを思い返すと，特に顕著だったのが，小学生の頃の「夏休みの宿題」です。

今でこそ，3学期制の地域と2学期制の地域が入り混じり，地域によって夏休みの期間にばらつきがあるようですが，私が小学生だった頃は，夏休みの期間といえば，日本全国ほとんど共通で「7月20日頃から8月31日まで」だったと思います。

余裕がありすぎる子どもの言動

夏休みの初日7月20日に，通知表とともに40日分の宿題を渡されて家に帰る。宿題はかなりの量ですが，提出期限までは40日もあります。

さて，このとき，清水少年(筆者)は宿題に取り掛かったのでしょうか。

そう，「今すぐにやる必要なんて全くない！ だからやらない」と，ランドセルごと机の上に投げ出して，その日はそれで終わり。親に見せろと言われれば，通信簿くらいは見せていたようにも思いますが，少なくとも宿題に取り掛かったという記憶は全くありません。

時とともに変わる気持ち

やがて8月に入ると，さすがにそろそろ手をつけようかという気も出てきます。では，実際に宿題を進めていたのか……。清水少年はそこで宿題をやるような子ではありませんでした。

気にはなるのでしょう，計算ドリルの最初のページくらいは開いてみたかもしれません。数問くらいは暗算してみたりして，解ける，大丈夫だな，と自分に言い聞かせる。でも鉛筆は持たない。だって時間はまだ1か月近くも残っているのですから。

さらに時が流れ，8月の半ばにもなると，さすがの清水少年にも「そろそろ

ヤバいかな」という気持ちがわいてきます。一方で，近所に住む友人のなかには，宿題を終わらせる子も出てきます。夏休みの前半で宿題が終わった，という噂話は，清水少年には悪魔のささやきに聞こえます。「40日分の宿題は，20日程度で終わらせることができるんだ」と。そこでまた気持ちが緩みます。

そんな清水少年を置き去りに，時は容赦なく流れていきます。

追い詰められた子どもの言動

さあ，いよいよ明日は2学期です。机の上は，夏休み初日のまま，まだ一度も開いていないノートやドリルがそのまま残っています。危機的な状況に追い込まれた清水少年，今こそ，やる気になるでしょうか。

もちろん，やる気になんて，なるわけがありません。宿題なんかお構いなしに，おかしな妄想を始めます。

「明日は関東大震災があった9月1日だ，だから大地震が起こるに違いない」，「登校中にUFOが来てさらわれるかもしれないから，やっても意味がない」。あるいは，必要もないのに，机や部屋の片付けを始めたりします。

そこで母に「だからさっさとやれと言ったじゃないの！」なんて怒鳴られようものなら，ここぞとばかりに責任転嫁です。

「今からやろうと思っていたのに，やる気がなくなった，お母さんのせいだ」。もちろん，母の言葉とは関係なく，最初からやる気はないのですが。

そして，開き直り，うそぶきます。

「○○病院の△△先生も，小学校の宿題なんてやったことないけど医者になったんだ」，あるいは，あきらめてしまいます。「明日，先生に怒られればいいんでしょう」と。

翌日には，担任の教師を相手に第1章「動機づけ面接との出会い」に書いたようなエピソードが繰り返されるわけです。

解決意思と自信度・危機感

　この感情を，宿題を終わらせようという「解決意思」と，宿題を終わらせることができるという「自信度」に注目し，時間の流れとともに模式的に図示すると，図 2-2-1 のような感じでしょうか。

　夏休みが始まった頃には，「いつでも終わる，だからやらない」

　8 月に入る頃に，「まだ大丈夫，そろそろやるか（でもやらない）」

　8 月半ばには，「そろそろマズイかな，でもまあいいや」

　お盆も過ぎる頃には「本当にマズイかも，やらなきゃ（でもやらない）」

　最終日には……「終わるわけがない，だからやらない」と。

行動の変化と，気持ちの変化

　ここで注目して欲しいのは，夏休み初日の私と，夏休み最終日の私の違いです。

　解決意思，すなわち「宿題のやる気」を比べてみると，どちらも同じくらい「やらない，やりたくない」。

　そして，宿題への対応，すなわち，目にみえる「行動」としてはいずれも「放置」している，という状態になります。

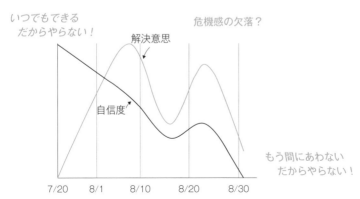

図 2-2-1　夏休みの宿題に対する自信度と解決意思

すなわち，当時の私の父母からみれば，7月20日の私も，8月31日の私も，同じように「宿題をやらない子ども」にみえたかもしれません。

　しかし，自信度という視点でみると，7月20日の私と8月31日の私は全く違います。

　7月20日の時点では，いつでも終わらせられる。

　8月31日の時点では，絶対に終わらせられない。

　もう少しスマートに表現をするならば，7月20日は自信が過剰だった。しかし，8月31日には自信が喪失しているわけです。

　「喪失した自信」は「過度に抱えた危機感」と言い換えることができるかもしれません。そしてそれが，責任転嫁，開き直り，うそぶき，あきらめにつながり，だから，適切な行動をとるためには，自信は多すぎても少なすぎても，あるいは，危機感は低すぎても高すぎてもいけない……と（図2-2-2）。

新しい発見ではないが

　このような心理現象は，洋の東西を問わず古くから広く知られていること，ではあります。しかし，これを科学的にヒトの心理現象であると認定するためには，やはりきちんとした検証が必要になります。

　この問題に取り組んだことで知られるのが，米国の行動心理学者であり，

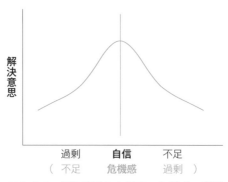

図 2-2-2　解決意思と自信度・危機感の関係

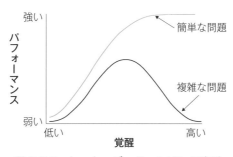

図 2-2-3　ヤーキーズ・ドットソンの法則

霊長類学者としても著名なロバート・マーンズ・ヤーキーズ(Robert Mearns Yerkes)と，ジョン・D・ドットソン(John D. Dodson)です。

　彼らが1908年に「刺激の強さと習慣形成の速さとの関係(原題：The relation of strength of stimulus to rapidity of habit-formation)」と題された論文[1]を発表しています。

　彼らはその論文のなかで，マウスを使った動物実験から「簡単な問題を解決させるには強い刺激を与えることが効果的だが，複雑な問題を解決させる場合には覚醒のレベルと学習のパフォーマンスの関係が逆U字形にあることを見出した」という趣旨の報告をしました(図2-2-3)。

　のちに，この「覚醒」のレベルを規定するものとして情動的ストレスが関与していることが示唆され，すなわち，「ストレスがある状況下で複雑な問題を解決する」ような場面では，ストレスがある程度の水準まで強まるにつれて学習効率が上昇していくが，その水準を超えてさらに強いストレスをかけると学習効率が低下していく，という法則が認められたのです。

　まさに「やらなきゃいけないと思えば思うほどできなくなる」という現象をマウスで証明した，というわけです。

　そして，のちに別の心理学者らの行った追試によって，この現象は人間でも成立することが認められました。そこで，最初にマウスの実験を行った2人の名前から，この心理現象は「ヤーキーズ・ドットソンの法則」と呼ばれるようになったのです。

夏休みの宿題と実験結果

　ここで，図 2-2-2 と，図 2-2-3 の複雑な問題を見比べてみてください。非常によく似ていますよね。

　つまり，「明日までに膨大な量の宿題を終わらせなければならない」という「過度のストレスが加えられた状態」で，夏休みの宿題という複雑な問題（タスク）を行えなかった私は，しごくまっとうな小学生であった，ということです。まあ，これもタダの正当化ですけれど，と自己ツッコミを入れておきますが。

動物も試行錯誤をしている

　なお，このときの実験や，その追試から，動物の学習行動は，何か結果を見通して行動を起こしているのではなく，偶然に取られた行動の結果として学習しているということ，つまり，試行錯誤の結果であることが見出されました。

　そして，この試行錯誤学習という考え方が，第 4 章「動機づけ面接のスキル」（134 ページ）のなかで説明する，スキナーが提唱した「オペラント条件づけ」の研究へとつながっていくのです。

―――――――――――― 本項のまとめ ――――――――――――

- 近代的な心理学では，一部の基礎医学と同様に動物実験を取り入れており，刺激に対する反応（主に行動）を研究している。
- 過度な重圧は行動変容を妨げる原因になりうる。この心理現象は実験を行った研究者の名前からヤーキーズ・ドットソンの法則と呼ばれる。

■文献

1. Yerkes RM, Dodson JD. The relation of strength of stimulus to rapidity of habit-formation. *J Comp Neurol Psychol* 1908；18：459-82.

心のなかの綱引き
―アンビバレントとは

2-3

やらない＝動機の欠如？

もう少し，前述の清水少年を観察してみましょう。

いよいよ夏休み最終日，明日は学校に行かなければいけません。しかし宿題を全くやっていない清水少年は,宿題をやる気が「全くない」のでしょうか。たしかに行動だけをみると「やっていない」のですから,側からみれば「やる気もない」とみえるかもしれません。

では，なぜ「危機感」が最高潮になってしまったのでしょう。そう，「終わらないから」でしたね。やる気がないなら，終わらなくてもいいのに……。

つまり，**危機感を抱いていること自体が「本当は終わらせたい」という気持ちをもっている**からこそ芽生えている感情，ということになります。

「本当は宿題を終わらせたい，しかし，終わらないに決まっているから，やりたくない」。もっとシンプルに表現すると「宿題を終わらせたいけど，やりたくない」という矛盾した状態に陥っているのです。

"臨床あるある" のいろいろな人たち

「自分はもっといい子だったからそんな経験は全くない」という皆さんには想像がつきにくいかもしれませんので,いくつかほかの例もみてみましょう。

あるいは，自分自身のことでなくても構いません。皆さんが普段接している，あるいは，どこかで見聞きする，こんな人，あんな人を思い浮かべてみてもいいかもしれません。

治療を受けたくない高血圧患者

　内服治療が必要な水準の高血圧を指摘されていながら「薬は飲みたくない」なんていう人は，本当にいつ脳出血を起こしてもかまわない，動脈解離で突然死しても大丈夫，息切れは歳のせいにきまっているから不安はない……なんて思っているのでしょうか。

内服が必要とまでは言えない "血糖が高め" の患者

　健康診断でよくない検査値(空腹時血糖 112 mg/dL，HbA1c 6.2％)が伝えられました。不安になっているところに，健診医から「ちょっと血糖が高めですね，糖尿病じゃないですけれど，生活に気をつけてくださいね」なんて言われ，さらに不安になり，しかも生活に注意しろって言われても食事制限なんかできっこないし，運動も大嫌いだから，そんなことをさせられるくらいなら，すぐにでも飲み薬を出して欲しい……。

　生活習慣を変えるよりも，薬を飲むだけで済ませたい。

　毎日のようにいろいろな人をみていると，実際にこういう人とも遭遇します。頑固に歯を磨く必要はない，という人です。「入れ歯にすれば食事はできるのだから，虫歯になってもかまわない」という人。想像しにくいかもしれませんが，これも実際に言われたことがあります。

　たしかに，義歯(入れ歯)というのは，非常に優れた人工臓器です。失明をした人が義眼を入れても視力を回復させることはできません。しかし，歯を失った人が義歯を入れると，また噛めるようになります。つまり，義歯は，失った歯牙の代理として，機能を果たすことができるのです。

　見た目を回復するだけではなく，機能まで取り戻せる。このような優れた人工臓器は，今の医学技術のなかでは義歯のほかになかなか思いつきません。しかし，本当に虫歯なんてどうでもいい，入れ歯さえ作れればそれでいいと言っていいのでしょうか。

飲むのに乗りたい，乗るのに飲みたい人

　あるいは，社会問題にもなっている飲酒運転についても同様です。

　ちょっとの距離だから……，ちょっとしか飲んでいないから……で，そういうときに限って，事故を起こして面倒なことになったりするわけですが，飲酒運転をしたかったのでしょうか。

飲酒運転の二面性：

　ここで話題がズレますけれど，依存症という視点で飲酒運転をみてみると，アルコール依存の問題がありそうだな，とお気づきになる人は少なくないと思います。

　ここまで自動車で来ているから飲んではいけないんだ，と思っても，飲まずにはいられず飲んじゃう。飲んじゃったけれど，ここまで車で来ちゃったから，しかたがないから運転したんです(飲酒運転の二面性)……。みたいな話は珍しくありません。

身近にいたアルコール依存症患者

　もう他界しているので書いてしまいますが，私の親戚にもそういう人がいました。私が小学生だった頃の思い出なので，はっきりしたものではないのですが，夏休みの家族旅行だったと記憶しています。

　親戚で集まって車に分乗して名所巡りをしていたとき，昼食で立ち寄った食堂で，運転手であるはずの彼がビールを飲み始めたのです。

　免許をもっている人の数と，車の数は同じでしたし，旅行先ですから車を置いて帰るわけにもいかない，そんなとき彼は平然と「大丈夫，酒じゃなくて，ビールだから」と宣いました。

　もちろんそんな車には誰も乗りたくないし，旅先という馴れない道路で，運転させるわけにもいかないので，食堂の人にお願いして車を置かせてもらい，その車に乗ってきた家族はバラバラにほかの車に乗せて，後日，シラフに戻った彼を連れて車を取りに戻ったなんてことがありました。アルコール

での失敗を繰り返し……。

結局，彼はお酒で仕事も失敗して，脱サラ（と言えば聞こえが良かった時代）をして飲食店を開いて，でも，お客を放ったらかして自分で飲んじゃうから倒産して……。身体を壊して，還暦も迎えずにこの世を去りました。

明らかに飲んではいけない状況でも飲んでしまう。これはやはりアルコール依存を強く疑わせるエピソードですよね。

運転の是非の判断も

しかし，飲酒運転には，アルコール依存とは別の依存があると言われています。飲酒運転を繰り返してしまう人は，アルコール依存症を疑い，その治療的介入を行うことはもちろん大事ですけれど，もう1つ，疑って欲しい「依存」があるのです。

問題行動は，飲酒運転，ですよね。飲酒＋運転。

飲酒以外の問題点としてあげるのであれば……そう，「運転」です。

「運転」に，依存という言葉を当てていいかは疑問が残るところではありますが，「運転をする必要がないのに運転してしまう」というところに解決の余地がないか，目を向けて欲しいのです。

乗らなきゃいいのに

これも実際に起こった事故です。

1人自宅で酒を飲んでいたある男性，途中で酒やらツマミやらが足りなくなって，買い足しに行こうと思いました。そこで，車に乗って近所のコンビニエンスストアに向かいましたが，駐車場で操舵を誤って物損事故を起こし，飲酒運転で捕まってしまいました。

これだけみれば，なんの変哲もない話ではありますけれど，問題は，そのコンビニの場所です。なんと，自宅から2ブロックしか離れていない，徒歩でも3分とかからない場所だったのです。徒歩3分の距離にあるコンビニまで，飲酒運転をした挙げ句の事故。飲んでさえいなければ……と思うより前に，車で行く距離じゃないだろう，というツッコミを入れたくなります。

このような事例をみてしまうと「飲酒をするか，しないか」という判断とは別に「車で行くのか，行かないのか」あるいは「運転する必要があるのか，ないのか」という判断も必要ではないかと思えるわけです。

支持的介入が最善なのか

前述の私の親戚の場合もそうですね。

彼が途中で飲酒をしたがることは周囲の大人たちは想像できていたでしょうから「最初から別の家族の車に乗せる」という対策も取れていたのではないか，と今になれば思うわけです。

ただし，この対応が良いとはいいません。運転から開放することによって飲酒しやすい状況を作ってあげることになりますから，すなわち，イネーブリング(Note)ということになると思います。つまりは，アルコール依存対策の視点でいえば"悪手"です。

変えたいけれど，変えたくない

話を戻しましょう。
- 夏休みの最終日に，宿題をやりたくない(けど，やったほうがいいとも思う)。
- 高血圧の薬は飲みたくない(でも，合併症は心配)。
- 糖尿病の薬を出して欲しい(だって，食事制限は嫌だもの)。
- 飲酒したい(車があるけれど)。
- 運転したい(飲酒するけれど)。

自分自身のことをもう1つ思い出してみると，試験前にも苦い思い出があります。

大学生の頃，医学部では学期末・年度末にはとんでもない量の試験が重なるわけですが，危機感が高まれば高まるほど，現実から目を逸らしいろいろと妄想する。もちろん，小学生のときほど，非現実的な話ではありませんけれど。

Note

イネーブリングとは：

enabling をカタカナ読みした心理用語。

そもそもは「可能にさせる，できるようにする，資格を与える，容易にする，許可する」などの意味で使われる動詞である enable（イネーブル）からの派生語で，ポジティブな文脈では「自立を支援する」のような意味合いで使われることもある。

一方で，その支援の結果として，対象者自らが招いた不都合から目を逸らさせてしまうことになり，結果として，対象者当人の問題行動を継続させ悪化させるという，治療者側・支援者側の問題行動を指す言葉としても定着している。

特に，本邦では，アルコール依存症患者に対して「支援者が避けるべき行動」という意味合いで使われるのが一般的である。

典型例としては，依存症患者の借金を肩代わりする，二日酔いで起きられない患者の代わりに職場に電話を入れる，酔って暴れてケガをさせた相手に加害者に代わって謝罪に行く，「あの人は酔っていないときはやさしいの」など周囲に理解を求めるように懇願する，など。

こうした「尻ぬぐい」をすることで，依存症から回復するきっかけを奪ったり，依存症患者の心理的成長を妨害したりしてしまう。

このような支援者としての行動が，依存症患者らの暴力などにより強要されたものだとしたら，それは「アルコール依存症患者の被害者」という側面をもちうるが，同時に「アルコール依存症であり続ける」ことに協力しているともみなされる。暴言や暴力により「尻ぬぐい」を強要された場合には，心を鬼にして警察を含めた関係者への通報が必要となる。

- この教科は，追試があるよね。
- この教科は，中間試験でいい成績だったから，単位はもらえるはず。
- この教科は，先生が優しいから点数低くても大丈夫。

……と，薄弱な根拠にすがり，苦難を回避しようとする。

もちろん,「留年したい」,「退学になりたい」というわけではありません。先の例に合わせて表記するなら,「勉強は回避したい(でも,留年はしたくない)」ということになるでしょうか。

( )のなかは,(でも,単位が欲しい)とか(でも,卒業はしたい)でもいいかもしれません。いずれにしても,「悪い結果は甘受したくない」ということです。

このような事例は,たくさんありますよね。

別れたいけれど,別れたくない

結婚をされている人,あるいは,恋愛中の人。

パートナーに対して,「こんなやつとは別れてやる!」と思ったことが一度もない,と断言できるでしょうか。

そんなことは1度や2度ではない,なんていう人でも別れていないのが普通だと思います。もちろん,それが積もり積もって別れちゃった経験がある人もいるはずだとも思うのですけれど,いきなり1回目の「こんなやつ!」で,すぐ別れちゃった,というのはなかなかないですよね。

部活は面倒くさい,でもやめたくない

中学校で部活をやっていた,という人。

毎日,毎回,ウキウキ気分で部活に参加していたでしょうか。もしそういう人がいたら,おそらくその分野で生活ができているくらいになっているのではないかと思います。

私は昭和48年生まれなので,野球選手でいうと,イチローや松井秀喜と同世代です。イチローは同学年ですし,松井は学年で1つ違いになります。

もちろん,中学生だった頃のイチローや松井がどのような生活を送っていたのかは全くわかりませんが,彼らであれば,毎日,毎回,野球の練習がしたくてどうにもたまらない,という中学生だったかもしれません。

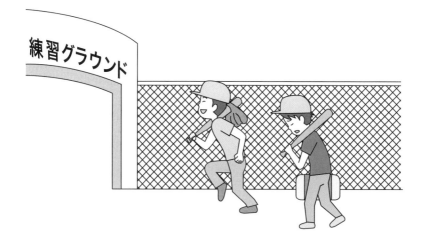

部活に没頭しない：

　でも，後に有名なプロ選手になるような彼らとは異なり，全く平凡（それ以下）な運動能力しか持たない私は，運動に没頭することはありませんでした。

　正直に書けば，毎回のように「面倒くさいなぁ」と思いながらも部活に参加していました。

　ましてや私は卓球部。今でこそ華やかなイメージも広がりましたが，当時は観客が入るようなものでもありませんでしたし，本質的には個人競技ですからポジションが欠けてチームへ影響するなんてこともありませんでした。

　そもそも市内大会で1回戦を勝てるか勝てないかの弱小部でしたから，誰も期待していません。

部活を辞めもしない：

　では，なぜ部活をやめなかったのか？　そこが難しいところですよね。

　面倒くさいなぁ，と思いながら，あるいは実際にそれを言葉にして口から出しながら，放課後には体育館に向かっていたわけです。部活は面倒くさい（でも，やめたくない）。

“アンビバレンス”という状態

　では，私は矛盾した行動をとり続ける「おかしな中学生」だったのでしょうか。もし，今，当時の同級生たちから証言を集めれば，総合的にはおかしな中学生だったと言われるかもしれませんが，この部活動に対する姿勢は，自分自身ではごく普通の中学生だったのではないかと捉えています。

　このような例は，ほかにもいくらでもあると思います。

　他人からみると相反する，あるいは，矛盾する感情（願望）が，同時に存在（併存）する状態。これが，心理学の世界ではアンビバレンス（ambivalence）と呼ばれる状態です。

　日本の動機づけ面接の専門家の間では「両価性」という訳語が定着しているように思いますが，教科書によっては「両価感情」や「両面価値」，あるいはそのままカタカナで「アンビバレンス」と書かれていることもあります。

　形容詞にするとアンビバレント（ambivalent）ですので，「アンビバレントな状態」と表現されることもあります。日本語としてはまだ統一されていませんが，これらはみな同じことを言っているのだと理解してください。

フロイトの言うアンビバレンス

　この相反する2つの感情が同時に存在するという概念は，近代心理学のごく初期から扱われています。フロイトによれば，この2つの感情のうち，望ましくないほうの感情が無意識に抑圧され，それが人の行動に影響を与え，その状態がこうじると葛藤から神経症を起こす，と論じたりしていたようです。

善悪の判断は難しい

　ただし，2つの感情のどちらが「望ましい」感情で，どちらが「望ましくない」感情なのか，という識別は簡単ではありません。

　例えば「離婚したい，でも，したくない」という葛藤がある場合，どちらが「望ましい」感情で，どちらが「望ましくない」感情なのかを明確にすることは，必ずしも簡単ではありません。

そこには，結婚生活の維持自体のもつ価値判断はもちろんのこと，例えば経済的な事情であったり，子どもの有無であったり，世間体であったり，とさまざまな要素が絡んできます。

それを，動機づけ面接ではどのように考え，方向付けるのか。これについては，第3章「動機づけ面接の骨格：PACE」で扱います。

アンビバレンスを体験する

感情の善悪・是非は問わないとして，この2つの感情の力関係はどうなっているのでしょうか。面接の練習をしてみましょう（→仲間を集めて練習しよう①）。

実際に練習してみて，いかがだったでしょうか。

技術的に細かいことを言えば，治療者役の最初の質問が「開かれた質問」になっていたり，患者役の回答を聞き流さずに「単純な聞き返し」を行っていたり，といった点があげられますが，これは第4章「動機づけ面接のスキル：OARS」で扱います。

変わりたい＋変わりたくない＝満点ではない

ここで注目して欲しいのは，「変わりたい点数」と「変わりたくない点数」の関係です。それぞれ10点満点で採点していますから，「変わりたい気持ち」と「変わりたくない気持ち」が連動していれば，10点満点で採点した場合，その合計点は10点になりそうなものです。

「寝る前のおやつが体に悪いとは思っています。でも，それを続けたい気持ちは7点で，やめたい気持ちは3点です」のようなパターンですね。

あるいは，

「毎晩の晩酌を続けたい気持ちは5点，やめたい気持ちも5点かな」なんていう人もいるかもしれません。

しかし，合計点が10点にならなかった，という事例もあるのではないでしょうか。例えば，

仲間を集めて練習しよう①：アンビバレンス編

　ここで，面接の練習をしてみましょう。アンビバレンスを体験してみてください。

　難しい内容ではありませんから，周りに誰もいないという人は 1 人でも問題ないのですが，"治療者役"と"患者役"の 2 人でできればよりスムーズです。

　便宜的に"治療者役"と"患者役"と書きましたが，「医者」と「病気をもっている人」に限定する必要はありません。「カウンセラー」と「クライエント」でもいいですし，「先生」と「生徒」でも，「親」と「子」でも構いません。要は「動機づけ面接をする人」と「動機づけ面接を受ける人」です。

準備

- 2 人 1 組の練習です。
- 1 人は治療者役，もう 1 人は患者役です。役割を交代しながら，何回か繰り返して練習を行います。
- 患者役を演じるときに備えて，自分のもっている両価性のある問題をいくつか思い浮かべてください。スムーズに練習ができるように，相手にみえなければ，どこかに書き留めておいても構いません。

> **注意：**
> 　なお，内容は相手に聞かれても問題にならないものを選んでください。嫌いな部長を殴るか殴らないか，横領した会社の金を返すか返さないか，などといった物騒な内容や法に触れるような内容を扱うのは，ここではやめておきましょう。これは，この後の面接練習でも共通する注意点です。

① 下記の会話を，治療者役から始めます。

②

治療者役　　患者役

👤「どんなことで迷われているんですか？」

👤（自分のもっている両価性のある問題を答える。例：「部活をやめようか，続けようか，迷っているんです」）

👤「(いったん受け止める)なるほど，○○で迷っているんですね。では，それを(続けたい)気持ちを，10点満点でいうと，何点くらいでしょう？」

👤（質問に素直に答える）

👤「続けたい気持ちは××点ですね。では，やめたい気持ちは，同じく10点満点で，何点でしょう？」

👤（質問に素直に答える）

👤「なるほど，やめたい気持ちは△点なのですね」

③ それぞれの点数を確認できたら，役割を交代して，上記を繰り返してください。

（練習①は以上です）

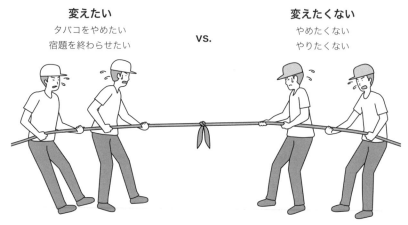

変えたい
タバコをやめたい
宿題を終わらせたい

vs.

変えたくない
やめたくない
やりたくない

図 2-3-1　心のなかの綱引き（アンビバレントな状態）

　「タバコを吸っているのですが，このまま続けたい気持ちは 7~8 点，やめたい気持ちも 7~8 点かな」

　「運動をしないといけないとは思うのですが，運動を始めようという気持ちは 2~3 点です。このままダラダラ過ごしたい気持ちも 2~3 点なんですが」のような場合です。

　やる，やらないの 2 択なのに，10 点満点で採点しても，その合計点が 10 点にならない。そのような例はほかにいくらでもあるのではないでしょうか。

変わりたい気持ち＝変わりたくない気持ち

　つまり，変えたい（変わりたい）気持ちが十分に強くても，それと同じくらい，変えたくない（変わりたくない）という強い気持ちを抱いてしまっている。

　変わりたい気持ちと変わりたくない気持ちが，同じくらいの力で「綱引き」をしてしまっているのです（図 2-3-1）。

■ 動機が拮抗しているとき

　ここで，もう 1 つ，重要なポイントがあります。

アンビバレントな状態のとき，すなわち，変わりたい（変えたい）気持ちも，変わりたくない（変えたくない）気持ちもいずれも 0 点ではない状態のとき，第三者の立場からは，その人の行動はどのようにみえるでしょうか。

変わりたい，変わりたくない，同じくらいの力で「行動」の方向を引っ張り合っている……。ちょうど，綱引きで，赤組と，白組が，同じくらいの力で引っ張り合っているような状態ですね。では，このとき，綱はどちらに動くのでしょうか。そうです，動きませんね。

変化がないときの力関係

では，綱には，力がかかっていないのでしょうか。

いえ，右からも，左からも，強い力がかかっていますよね。

このとき，綱が動かないのは，綱自身が「動かないぞ」と頑張っているからではなく，同じくらいの力で右からも左からも引っ張られている，その結果です。

これが「両価性のある問題を抱えている状態」です。

行動を変える気がないから変わらない，のではなく，行動を変える気持ちはあるのだけれども，それと同じくらい変えたくない気持ちもあるから，行動が変わらないのです。

行動変容は多段階

なお，アンビバレンスは，1 つの問題に 1 つ，とは限りません。

表面的に「タバコをやめたいけれど，やめたくない」というアンビバレンスを抱えている喫煙者には，「禁煙外来に行きたい気持ちもあるけれど，行きたくない気持ちもある」であったり，「タバコの害は気にしないけれども，少しは害を減らしたい気持ちはある」であったり，あるいは「タバコを買っているけれど，お金がもったいないという気持ちもある」であったり，「禁煙補助薬を処方されたけれど，飲みたくない気持ちもある」など，それぞれの段階で数多くのアンビバレンスが生じます。

だからこそ，口では「タバコをやめるつもりはない」と言い続ける喫煙者であっても，**軽い銘柄に変えていたり**，加熱式タバコに変えてみたり，**1日の喫煙本数を減らしてみたり**，**喫煙する場所に条件をつけてみたり**（家の外でしか吸わない，など），**禁煙の条件をあげてみたり**（1箱1,000円になったら，法律で禁止されたら，など），あるいは，**禁煙補助薬の副作用にやたら詳しく不安を感じていたり**，禁煙外来の成功率を知っていたり，麻薬や違法薬物に関する知識が豊富で**喫煙を肯定するための理論武装をしていたり**と，喫煙にまつわる情報をたくさん集めていたりするのです。

　禁煙に興味がなければ，知っているはずもないであろうことを。

─────────── 本項のまとめ ───────────

- 1つの問題に対して，矛盾した意思があり，その強さが同程度ある状態をアンビバレンス（アンビバレントな状態）と呼ぶ。
- アンビバレンスは，1つの問題に1つとは限らず，各段階で数多くのアンビバレンスが生じている。

2-4 変えてあげようという感情
―間違い指摘反射とは

アンビバレンスへの治療者としての対応

　では，両価性をもっているから行動が変えられない状態にある人，すなわち，「行動を変えるつもりがない」ではなく，「行動を変えるつもりはあるのだけれども，それと同じくらい行動を変えたくない気持ちがある」から行動を変えられないという人をみたとき，治療者はどうすればいいのでしょうか。

行動を変えさせたいのが医療者

　変わりたい気持ちと変わりたくない気持ちが"同じくらいの力"で引き合うことによって動きが取れない状態なのですから，行動を変えるためには「変わりたい気持ちを強くしてあげよう」と思ってしまうかもしれません。

　私も医師の端くれですから，誰かが喫煙をしていると聞くと，つい「禁煙しなさい」と言いたくなってしまいます。

行動を変えるように圧力を受けた人の反応は？

　では，そのような治療者の介入により，対象者はどのような影響を受けるのでしょうか。

　先ほどの綱引きの絵を思い出してください。

　便宜的に，白組が「変わりたい」組，赤組が「変わりたくない」組ということにしましょう。

　今，赤組と白組が，同じくらいの力でバランスが取れています。バランスが取れているからこそ，綱が動きません。それを第三者の目からみると，綱

2-4　変えてあげようという感情―間違い指摘反射とは　37

が動いていないことだけが明らかなので「変わるつもりがない」のではないか，と思えてしまう，というお話でしたね。

そこで，治療者が加勢します。

治療者は「変わらせたい」立場にあるわけですから，赤組の応援団が飛び入り参加してきた，という状態です。さあ，状況は一気に赤組が有利になり，決着がつくのでしょうか。

では，体験してみましょう（→仲間を集めて練習しよう②）。

▌言われた人の気持ちはどう変わる

練習してみていかがだったでしょうか。この練習の目的は「対象者（クライエント）の気持ちを体験する」ことでした。

強く説得をされたときに，重要度はどうなったでしょうか。また，自信度はどうなったでしょうか。そして，行動自体を変えようと思えたでしょうか。

おそらく，この面接で「重要度が高まった」，「自信がついた」という感想は，ほとんど出ないのではないかと思います。

そうです，これは「ダメな面接を受けたらどうなるか」という体験なのです。

そしてもう1点。治療者としても「疲労度」や「徒労感」がより強く感じられるのではないかと思います。

対象者は行動を変える気にならず，治療者の疲労感だけが増す。どちらの立場にあっても，いいことは起こりません。

ここで，もう1度，綱引きの場面を思い浮かべてみてください。綱引きの途中で，赤組の保護者が加勢しに飛び込んできて，綱を引いたとします。これで赤組が有利か，と思っても，白組にも保護者がいるのです。

赤組に保護者が飛び込んできたら，白組の保護者も黙っていません。赤組に保護者が参加するなんてずるいじゃないか，だったら俺たちも加勢してやる，と白組にも同じくらいの，あるいは赤組に参加した数以上の保護者が飛び込んでくるかもしれません。

白組に多数の保護者が参加したら，今度は赤組に加勢する保護者が増えて，

こうなると，もはや保護者 vs. 保護者の綱引きですね。

　また，この様子をみた，赤組にも白組にも関係がない見学者はどちらに味方をしたくなるでしょうか。おそらく，この状況なら，白組を応援する人が増えるのではないでしょうか。先にインチキしたのは赤組ですからね。

　臨床の場面に置き換えると，こんな感じでしょうか……。

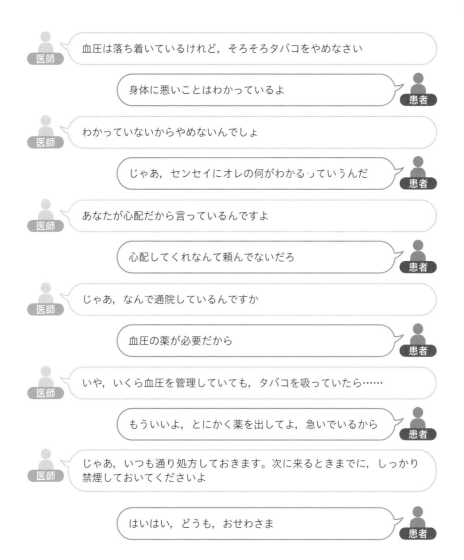

医師：血圧は落ち着いているけれど，そろそろタバコをやめなさい

患者：身体に悪いことはわかっているよ

医師：わかっていないからやめないんでしょ

患者：じゃあ，センセイにオレの何がわかるっていうんだ

医師：あなたが心配だから言っているんですよ

患者：心配してくれなんて頼んでないだろ

医師：じゃあ，なんで通院しているんですか

患者：血圧の薬が必要だから

医師：いや，いくら血圧を管理していても，タバコを吸っていたら……

患者：もういいよ，とにかく薬を出してよ，急いでいるから

医師：じゃあ，いつも通り処方しておきます。次に来るときまでに，しっかり禁煙しておいてくださいよ

患者：はいはい，どうも，おせわさま

仲間を集めて練習しよう②：行動変容編

　これも難しい内容ではありませんから，周りに誰もいないという人は想像するだけでも問題ないのですが，"治療者役"と"対象者役"の2人でできればよりスムーズです。

準備

- 2人1組の練習です。
- 1人は治療者（カウンセラー）役，もう1人は対象者（患者，クライエント）役です。

　役割を交代しながら，何回か繰り返して練習を行います。
- 対象者役を演じるときに備えて，自分のもっている両価性のある問題をいくつか思い浮かべてください。スムーズに練習ができるように，相手にみえなければ，どこかに書き留めておいても構いません。先ほどの「仲間を集めて練習しよう①」と同様に，相手に聞かれて差し支えない内容を扱いましょう。
- さらに，対象者役は，その行動について「変えることの重要度」とその行動を「変えることの自信度」について，それぞれ10点満点で記録しておきましょう。
- 重要度とは，その行動を変えることが，自分にとってどれくらい重要か，ということです。絶対的な基準はありませんが，だいたいの目安としては「絶対に変えるべきだと思っている」を10点，「全く変えるつもりがない」を0点として，感覚で決めていただいて構いません。
- 自信度は，その行動を変えると決心したときに，行動を変えることができるという自信の強さです。こちらも同様に「変えようと思えば絶対に変えられる」を10点，「変えようと強く思っても変えることは絶対にできない」を0点として，だいたいの感覚で点数をつけてください。
- 「運動不足を解消したい。重要度7点，自信度3点」のような感じです。

手順

❶ 対象者役から話を始めます。

 対象者役　　 治療者役

 「○○をしたいと思っているんですけれど，なかなかできません」

❷ 治療者役は，それに対して，全力で説得を試みてください。

- 変化をしたほうが良い理由をならべる
- 変化をすることの重要性を伝える
- 変化をする方法を伝える
- あなたならできる，と強く応援する
- 対象者役(相手)が言い訳をしてきたら，それを遮ってさらに強く説得する
- 相手が変わるそぶりをみせたら，きっとですよ，約束ですよ，と念押しする
- 相手が変わるそぶりをみせなければ，さらに強く説得する

❸ 制限時間は3分です。3分間で対象者が説得に応じれば，治療者の勝ち。説得に応じなければ，対象者の勝ちです。3分経ったら話をやめてください。

❹ 対象者役は，先に記録した「重要度」と「自信度」がそれぞれどう変わったのか，感想とともに記録をしてください。また，治療者役は治療者役としての感想を記録してください。
それぞれの感想を確認できたら，役割を交代して，上記を繰り返してください。

（練習②は以上です）

このやり取りを見かねた看護師や事務員あたりから「先生，言い過ぎですよ，あの人だってわかっているからこそ通院しているんじゃないですか，もう来なくなりますよ」なんてたしなめられる。それに対して「私は彼の健康を守る責任があるんだっ」などと正当性を主張してみても，「ハイハイ，次の患者さんが来ていますよ」などと言われて話を流されてしまう，というような。

私も，医師の責任として，高血圧で通院している喫煙者に禁煙をさせるべきだと考えることには全く異論はありません。

しかし，「患者さんにタバコをやめてもらう」ということと，「患者さんにタバコをやめろと言う」ということは，似ているようで全く異なります。

医師からすれば「言うと満足感」が得られるかもしれませんが，患者にしてみれば「医者からタバコをやめろと言われたことにより，タバコをやめる気が失われて（結果的に）タバコを吸い続けている」という状況に追い込まれてしまいかねません。

そうなってしまっては，「オレはすべての喫煙者にタバコをやめろと言い続けることで，タバコをやめさせるという医師の責任を果たしている」とは言えませんよね。

変えろと言わずにはいられない

では，明日から，喫煙者をみても「タバコをやめろ」と言わずにいられるか，これはなかなか難しいのではないかと思います。喫煙者をますます意固地にさせてしまうということがわかっていても，実際に喫煙者を目の前にすれば，やっぱり「タバコをやめろ」と言いたくなってしまう。

なぜでしょう。

それが，ヒトのもつ心理特性の１つ，間違い指摘反射（righting reflex）です。

医師は疾病治療や悪化予防の専門家ですから，一般的には「患者自身よりも患者の将来を正確に予測できる」という自負をもっています。もちろん，「この人の結果は良好だな，だから，このままコントロールできれば大丈夫だな」という判断ができるのも，その予測の１つです。

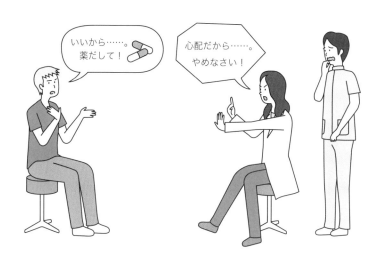

むしろ，それができなければ，治療的介入で収入を得ることはできません。その結果が悪くなるにしろ，良くなるにしろ，我々は，所見やデータから予測をたてるように訓練を受け続けています。ですから，そうしようと思わなくても，診察の場面などでは「この人は，このままいくと，こうなるだろうな」という考えが脳裏に浮かんでくるのが一般的です。

日常で起こる「間違い指摘反射」

この反射は，日常的なちょっとした出来事でも生じます。例えば，名前を間違えられたとき。

私は沖縄に住んでいますが，当地には地理的・歴史的な理由もあり，全国的にはメジャーなはずの「清水」姓にはあまり馴染みがありません。一方で，宮古島出身者を中心に下地（シモジ）という姓が数多くあります。

30年ほど沖縄に住んでいるとはいえ，私自身は，見た目も言葉遣いも，生粋の沖縄県民とは違う「県外から来た人」です。しかし，妻は沖縄の出身ですから，どこかに「シミズ」と名前を伝えると「シモジさん」にされてしまうことも少なくありません。

今でこそだいぶ慣れ，例えばレストランの順番待ちのような名前自体にあ

まり意味のない場面では「はい，ワタシは下地です」みたいな顔をできるようになりましたが，かつては自分の名前を間違えられ，シモジさんと言われるたびに「シ・ミ・ズです」と修正していました。これも「間違い指摘反射」です。

他人を守りたい，という本能

もう少し視野を広げてみましょう。

例えば，歩行者として大きな交差点で信号待ちをしている状況で，小学生くらいの子がスマートフォンに夢中になりながら歩いているところを目撃した，というような場面を想像してみてください。

目の前では車がビュンビュン通り過ぎていく，後ろから歩きスマホに夢中になって前を見ていない子どもが近付いてくる，この子がこのままのペースで歩いてきたら，信号が青に変わる前に交差点に入って車にはねられてしまうかもしれない……。

皆さんなら，どうしますか？

勇気のある親切な人であれば，実際に言葉にだして「危ないよ！」と声をかけるかもしれません。昨今の社会情勢から声をかけるのは憚れる，という人もいるかもしれません。

私自身も，身長180cm近くあり，"平均的な日本人"よりは大柄な男性です。道端で見知らぬ子どもに声をかけようものなら，それだけで不審者扱いされてもおかしくないという自覚はあります。そのため知らない子にうかつに声をかけようとは思えません。

しかし，そうは言っても，実際にこのような場面に出くわせば，心の中では「危ないなぁ」という思いは浮かんでくるでしょうし，いざとなれば不審者呼ばわりされるリスクを冒してでも声をかけようと覚悟を決めるかもしれません。

自分自身とは全く関係のない子どもであっても，危険が近付いているところを黙っていられない。特に，このような本を読んで，面接の勉強をしている皆さんのような方にはそういう人が多いのではないかと思います。これもまた間違い指摘反射の一例なのです。

「間違い指摘反射」の強さは人それぞれ

しかし，やはり世の中にはいろいろな人がいます。反対に，「この子はあと10秒後に死ぬかもな。でも，私とは関係ないし，はねられるとも限らないし，まあいいか……」と割り切れてしまう，という人も現実には存在します。

これを先天的な気質の差と考えるか，成育歴などに影響を受けた後天的なものと考えるのかには諸説ありますが，人によって「間違い指摘反射」の強さはだいぶ異なるのではないか，と考えられています。

心理特性は職業選択にも影響する

そして，その間違い指摘反射の強さの差は，職業選択にもそれなりの影響を与えます。その結果として，間違い指摘反射が強い人が集まっている職業，という括りがうまれます。

私の個人的な意見としては，世の中で「先生」と呼ばれる職業についている人は「間違い指摘反射が強い」傾向があるのではないかという感じを抱いています。なかでも，その筆頭にあげられるのは，やはり医師ではないでしょうか。

善意の「間違い指摘反射」が衝突をうむ

人としてほかの人を助けたい。その思いは，非常に大切ですし，崇高なものだと思います。そういう人がいるからこそ，人類は人類たりうるのです。

しかし……。これが，ときに衝突をうんでしまいます。

物事は，必ずしも，どちらか一方が正しいとは限りません。医師の立場から守るべきと考えたものと，患者自身が守りたいと思っているものが一致しているとは限りません。

ヒトとしての心理特性は治療者にもある

これは「間違い指摘反射」に限ったことではないのですが，動機づけ面接が

利用しているものは「ヒトとしての心理学的な特性」です。ヒトとしての特性ですから，患者にも，治療者自身にも備わっているものです。

ですから，それをお互いが無自覚でいると，ときに衝突をうんでしまいます。

では，どうしたらいいのか。自覚できる側がそれを自覚し，コントロールできる側がそれをコントロールすればいいのです。

反射自体を抑えることはできなくても，反射が起こった結果（意識しなければ表出されてしまう言動）は抑えることができます。

それをうまくコントロールすると，どのような成果が得られるのか……。それは次章で紹介します。

同義語や別意にご注意を

なお，この間違い指摘反射についても，複数の日本語訳が存在しています。書籍や著者によっては「正したい反射」と記載されていることがあります。いずれも基本的には righting reflex の訳語で，「正したい反射」も「間違い指摘反射」と同じ意味だと捉えてください。

ただし，小児科や耳鼻科の教科書には，righting reflex の説明として，三半規管の働きにより重力方向に対して直立するように身体を保持しようとする姿勢反射に関する内容が記載されていることがあります。もちろんこれは全く別の現象ですので，誤解のないようにお願いします。

―――――――――――― 本項のまとめ ――――――――――――

- ヒトは，相手の間違った好意や発現に気づくと，反射的に正したくなる。それを間違い指摘反射（righting reflex）と呼ぶ。
- 医療者の善意から生じる間違い指摘反射は，治療の障害になりうるので注意が必要。

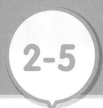

行動を変える人が受けてきた面接とは

心理療法の効果判定

ここまで，ヒトの心理学的な特性に注目して説明してきましたが，もちろん単純にこれを利用した面接をすればいい，ということにはなりません。

心理特性を利用した面接を受けた人が，本当に行動を変えることができるのか？

その疑問に答えるには，この面接を受けた人と，受けていない人をそれぞれ追跡し，その結果を解析する必要があります。

動機づけ面接発見のきっかけ

動機づけ面接がうまれたのは，そんな研究がきっかけでした。

動機づけ面接のうみの親であるウィリアム・リチャード・ミラー（William Richard Miller，図2-5-1）は，はじめから「動機づけ面接」を作ろうと思っていたわけではありません。彼の本職は，アルコール依存症の治療に関わる，行動療法の専門家でした。

当時の日本で一般的に知られている資格でいうと，臨床心理士が一番近い存在だったかもしれません。米国では古くから心理学の重要性が注目されており，医療現場でも盛んに応用が行われていました。なお，日本では最近になってようやく「公認心理師」という国家資格がうまれましたが，動機づけ面接が世に出た頃の日本には，心理療法に関する国家資格はありませんでした。

ちなみに，ウィリアムという名も，ミラーという姓も，英語圏では非常にポピュラーですから，同姓同名の著名人もたくさんいます。数多くいる「ウィ

リアム・ミラー」のなかで，動機づけ面接をうんだのは，米国ニューメキシコ大学の臨床心理学名誉教授であるウィリアム・ミラーです。

行動療法の効果を示したかった

さて，そのミラーが研究で明らかにしたかったのは「行動療法の効果」でした。

心理学的な介入の効果を確認するためには，その根拠を示す必要があります。そこで行動療法の効果をはかる実証実験として，カウンセリングの前後で来談者の行動がどのように変化をするのか，という介入法が行われました。

もちろん，この考え方は，我々が身を置いている医学の世界では EBM (evidence-based medicine) と呼ばれているものとほぼ同等の考え方に基づいています。

カール・ロジャースの教え

なお，この心理学的介入の成果を実験的に証明するという考え方は，医療の世界，なかでも看護師教育の中で非常によく名前が出てくるカール・ランサム・ロジャース（Carl Ransom Rogers）が創始的な役割を果たしたと言われています。

このロジャースが提言した面接態度として，特に有名なのが「受容と傾聴」というスタンスです。日本ではここから派生した心理療法を「来談者中心療

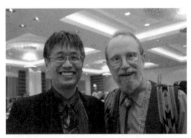

図 2-5-1　ミラーと談笑する筆者（左）

ベルリンで行われた TNT（Training of New Trainers）後のパーティーにて（2015 年 10 月）

法」，「クライエント中心療法」などと呼んでいます。

来談者中心療法の基本

来談者中心療法の基本的な考えとしては「**カウンセラーは，問題に対する解を与えるのではなく，来談者の話をよく聞いて，来談者自身がどのように考えているのか，何に価値を置いているのか，ひいては，何を人生の目標としているのかを聞き出していけば，来談者が自ら気づき，成長していくことができる**」ということです。

もちろん，この来談者中心療法も，効果が期待できる介入法として実証実験も行われ，現在でも有効な方法であるとしてその地位を確立しています。

なお，ロジャースが来談者中心療法を提言したのは1940年代です。1970年代に心理学を学び始めているミラーらもその影響を受けている世代です。ですから，動機づけ面接は，創設される前から来談者中心療法の影響を受けてうまれ，来談者中心療法を礎に発展を遂げてきた，という側面をもっています。

来談者中心療法は万能ではない

しかしながら，来談者中心療法は万能ではありませんでした。

私たち人間は，すべてのことに関して自律的・自己管理的であることもできません。そもそも，選択の結果が正しく予測できるとも限りません。専門家ではない人たちにとってはなおさらです。

そこで，その結果をある程度予測できる訓練を受けてきた人たちが，その分野の専門家として介入を行うことになるわけです。

しかし，その介入を全権的に行えば，その究極は，来談者中心療法とはまるで正反対のパターナリズムと呼ばれる行動介入になってしまいます。

すなわち，強い立場にある者が，弱い立場にある者の利益のためだとして，本人の意思は問わずに介入をするような支援です。この言葉は，親＝ペアレ

ンツ(parents)が子どもにあれこれ介入するような態度である，ということが語源となっています。日本語では父権主義，家長主義などと訳されることもあります。

来談者中心主義と父権主義の間

来談者の希望に沿うのか，治療者としての予見に従い介入を行うのか，そのさじ加減をどうしたらいいのか，というのはなかなか難しい問題です。

ましてや，アルコールや薬物により依存症に陥ってしまうと，思考そのものが薬物の影響を受けて変化してしまいます。考え方そのものが変わってしまうということは，価値判断自体が歪められてしまっているということにもつながります。

そのため，薬物やアルコールなどに対する**依存症は，来談者中心療法のみでの解決は難しく，その解決できない諸問題に対しては，別の角度からさまざまな介入方法が考案されてきた**わけです。

行動療法の基本

その1つが，ミラーが専門としていた，行動療法です。

現在では，認知療法と発展的・相補的に統合され，認知行動療法と呼ばれることが多くなっていますが，その起源をたどれば認知療法とも，もちろん，来談者中心療法とも異なり，学習理論を基礎とする行動変容技法と位置づけられます。

行動療法では，来談者の抱える行動上の問題に焦点を当てて，その不適切な行動が，引き金になっている原因や刺激に対する不適切な反応である，あるいは，適切な反応を学習していないことにより生じるもの，と捉えます。

よって，何か引き金になる刺激に対して適切な行動をとれるように，学習したり，練習をしたりすることが治療の根幹となります。

ミラーが証明したかったこと

　ミラーが証明したかったのは，アルコール依存症患者への認知行動療法の介入効果です。

　そのため，実証実験として，アルコール依存症の一歩手前にいるハイリスク飲酒状態の患者に対する介入試験が行われました。

　アルコール依存症"予備軍"の人を集めてきて，2つのグループに分けて，1つのグループには「認知行動療法」を，もう1つのグループには対照実験として「読書療法」を行い，その後の追跡調査を行う，という前向きの比較試験です。

結果を予想してみよう

　ここで少し考えてみてください。

　ハイリスク飲酒をしている人を集めてきて，2つに分けて，1つのグループにはカウンセラーがつき行動療法を行い，もう1つのグループには，自分で読むようにと本を渡した，という比較実験です。カウンセリングや読書にはそれぞれ3か月の期間を費やしました。その後の9か月間の追跡期間として，確認調査を行っていますので，合計1年間の追跡調査ということになります。アルコール依存症への介入試験ですから，観察期間の9か月の間に，アルコールに関する問題を起こさなければ「成功例」，起こしてしまったら「失敗例」ということになります。

　はたして，この実験の結果は，どうなったでしょうか。

　選択肢としては以下の3つでしょうか。
1. 行動療法を受けたグループのほうの成功率が高かった。
2. 読書療法を行ったグループのほうの成功率が高かった。
3. 2つのグループの成功率には差がなかった。

　ほかに思いつく人もいるかもしれませんが，とりあえずこの三択として，

第2章　心理学の基礎知識

少し考えてみてください。

　なお，一般的には，実験や研究は，効果があることを証明するために行われます。

　効果がないことを証明するための実験や研究，というものも，絶対にないとは言いませんが，時間やお金は有限ですから，闇雲に研究を始めるのではなく，何を証明するための研究なのか，効果を数学的に証明するにはどれくらいの症例数を集めればいいのか，どのような統計手法を用いればいいのか，など，実験を始める前に詳細に決めていきます。

　もちろん，こんなにも時間のかかる「前向き研究」をデザインしたからには，ミラーには"勝算"があったに違いありません。つまり，おそらくミラーは，「行動療法を受けたグループ」のほうが，読書療法を行ったグループに対して，数学的に有意と言える差をもって，成功率が高いだろうと予想していたはずです。

行動療法の効果は示せたのか

　それでは，答えです。

　3か月の介入期間と9か月の観察期間，合計1年の月日が流れ，いよいよ結果がわかりました……。その結果は，ミラーの期待を裏切るものでした。

　ここで出てきた答えは，3の「2つのグループの成功率には差がなかった」だったのです。

　つまり「ハイリスク飲酒者に対して，3か月を費やした認知行動療法は，読書療法と比べ効果に有意差がみられなかった」という結論です。

　この研究には，それだけこの読書療法に用いた書籍が素晴らしい効果をあげた，という解釈もあります。

　しかしながら，専門のトレーニングを受けたカウンセラーが時間をかけて行ったカウンセリングと，患者自身が本を読むのと，同じ程度の治療効果しかえられなかった，という解釈をするのが一般的ではないかと思います。

効果に差がないなら

　皆さん自身が，国でも，地方でも，何か行政的にアルコール依存症対策を任せられるような立場で，その地域の政策を提言できるような地位にいると想像してみてください。

　この結果をみて，どのような政策を考えるでしょうか。

　私がその立場にあれば，おそらく治療介入を効果的に行う手法として「カウンセラー教育にかかるコストをすべて，その本の印刷につぎ込み，無料で全国にばらまけ」くらいの指示を出したのではないかと思います。もっと乱暴にいえば「アルコール問題の介入には，カウンセラーなんかいらないね」と考えていたかもしれません。

　この実験は，カウンセラーを育てる立場の研究者からすれば，きわめて「残念な」結果だったはずです。

　ミラーが"並"の研究者であったならば，この研究はここで終わっていたかもしれません。しかし，そこで諦めなかったのが，ミラーです。

　なぜ，予想に反して，こんなことになったのだろうか？　ミラーは，その疑問に，果敢に立ち向かっていきました。そこで**注目したのが，カウンセラーごとの「共感度」の違い**でした。

共感度を尺度にしてみた

　前述した比較研究には，9人のカウンセラーが参加しており，同じ認知行動療法を行っていました。

　もちろんそれなりに来談者中心療法についても学んでいるカウンセラーたちではありましたが，その技術を評価する方法は確立していませんでした。

　そこで，ミラーら[1]は，クライエント（この場合は，認知行動療法を受けたハイリスク飲酒者）側の反応に注目し，チャールズ・B・トルアスク（Charles B. Truax）ら[2]が提唱した共感度尺度を用いて点数化しました。

　トルアスクらの共感度尺度は，次ページのとおりです。

共感度　（低い）→（高い）の順

1 セッションの間，クライエントは本人自身にとって重要な話題を明かさず，話し合うこともしない

2 クライエントは本人自身にとって重要な話題を出すことを避けるが，カウンセラーがそれを取り上げると最小限には応じる

3 カウンセラーが取り上げれば，クライエントは本人自身にとって重要な話題に答えたり，詳しく述べたりすることがある。しかし，さらに意味のある事柄を加えることはなく，情報を提供するときに事務的な態度であったり，感情の表出を交えなかったりする

4 クライエントは本人自身にとって重要な話題を詳しく述べるか，または，カウンセラーに直接誘われることなく自発的に，または感情を交えて提供する。ただし，自主性と感情を交えることの両方が起こっているわけではない

5 カウンセラーに直接誘われることなく，クライエントは本人自身にとって重要な話題を自発的にかつ感情を交えて詳しく述べる

6 クライエントは本人自身にとって重要な題材を探り，議論したりし，新しい感情や視点，個人的意味を見出す

7 クライエントは積極的に本人自身の内部を探り，自分の価値観や感情，対人関係，恐れ，混乱，人生の選択，他者の視点を隠すことなく，明らかにしようとする。カウンセリング中にクライエントはものの見方を変えることがある

〔原井宏明 翻訳：動機づけ面接スキルコードマニュアル第 2.1 版（William RM, et al）<http://harai.main.jp/koudou/refer3/MISC21JP.pdf>（2022年1月11日閲覧）より引用〕

　これを，それぞれのカウンセラーが行ったカウンセリングのスコアとして，カウンセラーを序列化し，それぞれの「成功率」との関係を再分析しました。

　すると，それが見事な関係を示し（図 2-5-2），9 人のカウンセリング全体の平均成功率が，対照実験として行われた読書療法と同じだった，ということがわかったのです。

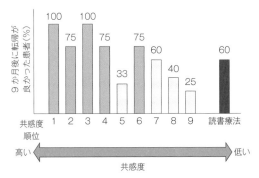

図 2-5-2　カウンセラーごとの共感度の高低と飲酒コントロールの成功率

（文献 1，2 より）

　かいつまむと，「クライエントが共感度の高い発話をできていた面接では，アルコール依存症の予防効果が高かった」ということが示された，ということです。

　なお，心理療法の効果も，ほかの治療法の評価がそうであるように，対照群を設定した比較試験などを経て判定されるのです。

共感度は患者側の評価だが

ここで「あれ？」っと思われた方もいるのではないでしょうか。

　クライエントの発言？　カウンセラーではなくて，と。

　そう，**「カウンセラーが何をしたか」ではなくて，「クライエントがどのような話をしたのか」が面接の結果を左右していたのです。**

　一方で，カウンセリングをコントロールするのは，もちろんカウンセラーです。

　「カウンセラーがどのように振る舞えば（クライエントが共感的な話をしてくれて），良い結果につながるのか」という謎は解けていないのです。

　そこで，次は，この溝を埋めていく作業をする必要があります。

そのとき，治療者側は何をしていたのか

　ミラーは，次に「クライエントの"好ましい発言"を得るために，カウンセラーは何をしているのか」に注目した解析を行いました。

　このとき，カウンセラーがこういう質問をしたら，クライエントがこういう話をしたな。このときは，カウンセラーがこう聞き返したから，クライエントの発言内容が変わったな……と。

　「クライエントが共感的な発言をできた面接」をしていたカウンセラーの行動が洗い出され，好ましいカウンセラーの言動として候補があげられた。これが，現在につながる動機づけ面接の礎となっていったのです。そしてミラーによって motivational interviewing(MI)と名付けられたその手法が，初めての論文となって登場したのは 1983 年のことでした[3]。

─────────── 本項のまとめ ───────────

● カウンセラーの発言ではなく，クライエントが共感度の高い発話をできていた面接では，良い結果が示された。
● クライエントから好ましい発言を引き出したカウンセラーの言動が洗い出されたことが，動機づけ面接が誕生する契機となった。

■文献
1. Miller WR, Taylor CA, West JC. Focused versus broad-spectrum behavior therapy for problem drinkers. *J Consult Clin Psychol* 1980；48：590-601. PMID: 7410657
2. Truax CB, Carkhuff RR. *Toward Effective Counseling and Psychotherapy*：*Training and Practice*. Chicago：Aldine, 1967.
3. Miller WR. Motivational interviewing with problem drinkers. *Behav Psychother* 1983；11：147-72.

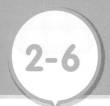
2-6 広がる動機づけ面接の適用

すぐには広まらなかった

　ミラーによってこの世に送り出された動機づけ面接ですが，その後しばらく世間からは忘れられていました。ミラー自身も，その普及に熱心だったわけではなく，手の届く範囲での教育を行っていたにすぎなかったようです。しかし，1989年に転機が訪れます。オーストラリアにある国立薬物アルコール研究センターを訪れたときに，盟友ともなるステファン・ロルニック（Stephen Rollnick）と出会ったのです。

もう1人の賢者，ロルニック

　イギリスを拠点として臨床心理学者として働いていたロルニックは，ミラーと同様に，薬物やアルコールの依存症を治療する専門家でした。彼もまた，世の多くのカウンセラーたちと同じように，依存症治療に立ち向かい，大きな壁を感じていました。そこでミラーが書いた動機づけ面接の論文に出会い，強い感銘を受けたといいます。

動機づけ面接は練習ができる

　偶然に出会った米国人が「あの論文を書いたミラー」であったという幸運を，ロルニックは逃しませんでした。ロルニックは，動機づけ面接を「どのように練習すれば万人が使えるようになるのか」を考案し，それを実践していました。そして，そのことを聞いたミラーは，ロルニックとともに，1冊の本を書きあげたのです。

"教科書" の誕生

1991 年に完成したその本こそが，第 1 版となる「動機づけ面接」の教科書とも言えるものでした。米国とイギリス，大西洋を挟んで別々に働いていた彼らは，オーストラリアという全く別の場所で偶然にも出会い，意気投合し，ともに，依存症の荒波に立ち向かうという大きな仕事を始めたのです。

英語圏での普及

教科書が制作されると，それを読んで学んだ人たちがうまれます。同時に，本を読むだけではわかりにくい実践的な練習をする場も作られてきました。そこで「動機づけ面接をトレーニングする」ためのトレーニング，トレーナー教育も始められるようになりました。

こうして，まずは英語圏を中心に動機づけ面接を使える人が増えていき，その対象が広がっていきました。

他分野への波及

最初はアルコール依存症の対策用にうまれた動機づけ面接が，それぞれの分野で応用され，うまくいったこと，うまくいかなかったことが次々と報告されるようになりました。そしてこれまでに，実に数百編にも及ぶ効果報告が出されました。

扱われたテーマも実に多様で，動機づけ面接の発祥のきっかけとなった「アルコール依存症」やそれに類似した「薬物依存症」はもちろん，「禁煙」，「運動不足の解消」，「食事制限」，糖尿病や高血圧などの生活習慣病治療や，精神疾患治療における「治療アドヒアランスの改善」，「HIV 感染リスク行動の回避」，「病的ギャンブル・ギャンブリング障害」，あるいは，安全ではない水を飲んでしまったり，手指衛生を十分に行わなかったりすることにより生じる感染症を防ぐための「衛生行動の実践」など，健康維持に直結するような数々の問題に対して効果が得られたという報告が集まりました。

歯科領域では「歯周病予防のために歯を磨く」ためにも動機づけ面接が効果

的であったことが報告されています。

日常生活への応用も

さらには，研究者たちもそれぞれに，我々と同じように子どもたちに振り回される親としての顔ももっています。そのなかには，宿題もせずにテレビばかりみる子どもに，動機づけ面接を使ってみたくなった人もいたのでしょう。

そうです。「テレビの見すぎを防ぐ」，「ゲームのやりすぎを防ぐ」という目的に効果が得られた，という報告もあるのです。そして，近年では「スマホ依存」への報告です。

この子どもに関連した分野においては，日本国内では磯村毅らが精力的に取り組んでいます。

ニコチン依存症への応用

私が専門としているニコチン依存症に対してもランダム化比較試験を含むさまざまな検討が行われています。

なかでも，2006年にスペインのライムンド・ソリア（Raimundo Soria）ら[1]が行った，プライマリ・ケア領域で行われた禁煙介入に関する報告はセンセーショナルでした。

ソリアらは，200人の喫煙者をランダムに2群に分けて，1つ目の群には従来から行われていたアドバイスを中心とした介入，もう1つの群には，動機づけ面接を用いた介入を行いました。

現在の日本の禁煙治療には，TDS（Tobacco Dependence Screener）という問診法を用いてタバコへの依存度をはかることになっていますが，こうした依存症の評価法は1つではなく，この論文では，より身体的依存度の強さに注目したカール‐オロフ・ファーガストローム（Karl-Olov Fagerström）らによるニコチン依存度指数（Fagerström Test for Nicotine Dependence：FTND）が用いられています。

アドバイス群，動機づけ面接群，ともに，FTNDが7点以上と高かった「身体依存の高い喫煙者」にはブプロピオン（商品名ザイバン，日本では未認可）という禁煙補助薬が使われていましたが，使用された率は群間に差がなく，禁煙できているか否かの確認は，自己申告ではなく，呼気一酸化炭素濃度を測定することで客観的に行われています。

　そして，1年後に追跡調査を行ったところ，アドバイス群の禁煙率が3.4％だったのに対して，動機づけ面接を用いた群では18.4％と，実に5.2倍もの高率で禁煙していた，というのです。

Cochraneでもレビューされた

　この報告を皮切りに，その後も次々とニコチン依存症に対する動機づけ面接の効果報告が続きました。Cochraneレビュー[2]においても従来の方法に比して1.26倍（95％信頼区間1.16～1.36，28件，16,803人）と有意に有効であるとされ，こと治療者を医師に限定したサブ解析においては3.49倍（95％信頼区間1.53～7.94，2件，736人）と，1年禁煙成功率を大幅に高めることが示されています。

医師が面接を変えると

　この，医師に限定したサブ解析，というのも注目に値します。

　直接比較ではないため，安易に結論づけられるものではありませんが，全体に比べて医師が動機づけ面接を行ったほうが，禁煙成功率が高まる，というようにみえるのです。

　このことが何を意味するのかは，今の段階では断言することはできませんが，私は2つの可能性を想像しています。

　1つは，なんだかんだ言っても医師の言葉は，ほかの医療従事者の言葉に比べて患者に与える影響が大きいのだという，いわば"医師優位説"。

　もう1つの可能性で，私は，こちらの可能性が高いのではないかと思って

いるのですが，対照群となった医師の面接が，動機づけ面接に比べて，それ
だけ「悪い面接」をしていたのではないか，という"医師劣性説"です。

前項でも触れたとおり，動機づけ面接は，その誕生のときから，来談者中
心療法の影響を受けています。看護師らは教育を受ける過程で「受容と傾聴」
を重んじた面接技法を身につけてきていますから，「従来の面接」と「動機づけ
面接」との差はあまり大きくないのかもしれません。

一方，医師は，そのようなトレーニングの場に恵まれていない場合も多い
（少なくとも私は医学部でそれを学んだ記憶はありません）ことから，よりヒ
ドい面接を行っていたのが，動機づけ面接を用いることで改善される，とい
うことなのかもしれない，と。

米国ガイドラインでも言及された

しかし，医師とそれ以外の群の差がなんであれ，禁煙介入には動機づけ面
接が効果を発揮しそうだ，という結論には変わりません。

それらのことから，2008 年に改訂された米国医療研究品質局（AHRQ）禁
煙治療ガイドライン[3]においても，禁煙する意思のない患者に対してまず用
いられるべき方法として動機づけ面接が推奨されていますし，米国精神医学
会物質使用障害治療ガイドライン[4]においても，ニコチン依存治療の第 2 選
択群（中等度の臨床的信頼性をもって推奨）として動機づけ面接があげられて
います。

動機づけ面接は万能ではない

しかしながら，従来の治療に対して優位性が示せなかったという論文があ
ることも事実です。ニコチン依存症の治療的介入に対しても，妊婦の禁煙治
療には一般的な面接と有意差があるとは言えない，という報告もあるのです。

**動機づけ面接は，そもそも両価性がある状態のクライエントに対して用いら
れるものです。**

妊婦の場合には，喫煙をしているといえども十分に禁煙への動機が強く，動機づけ面接を用いても，それをそれ以上高めることができない，ということなのかもしれません。

数々の有効性が示されている動機づけ面接といえども"万能"なものではなく，やはり，ほかの治療的介入がそうであるように，対象によっては期待されるような効果が得られないかもしれないと意識する必要はある，ということには注意が必要です。

万能ではないから改良される

そして，このような「うまくいかなかった報告」は，動機づけ面接を進化させるきっかけとなっていきました。

動機づけ面接のうまれるきっかけがそうであったように，うまくいかなかったからには，うまくいかなかった理由があるはずだ，それを解明し，改良を加えていこう，という取り組みが繰り返し，行われました。

省略できる部分もある？

また，**臨床の現場で利用するためには，時間的制約にも目を向ける必要が**ありました。冗長な導入や，延々と繰り返す聞き返しを，忙しい医療現場で延々と続けるわけにはいきません。

そこで，省略できる過程・省略してはいけない過程の選別や，原則や骨格と呼べるものについてのブラッシュアップが行われていきました。

もちろん，過程を省略することによって，それまではうまくできていた面接がうまくいかなくなってしまう事例も出てきます。変化により生じた新たな失敗は，新たな知見をうんでいきました。**短時間の面接介入では，「変化の重要度」や「変化することの自信度」に注目する面接が，その後の実際の変化に相関しやすい**，ということもわかってきました。そうした知見の積み重ねが，教科書の改訂へとつながっていきました。

日本における普及

1983 年に最初に論文に登場した動機づけ面接は，1991 年のミラーとロルニックの電撃的な出会いから教科書となり，2002 年に第 2 版としてうまれ変わったのです。日本で動機づけ面接を学ぶ人が出始めたのはこの頃です。2003 年に原井宏明が，日本人で初めて，MINT（Motivational Interviewing Network of Trainers，動機づけ面接トレーナーネットワーク）のメンバーになりました。2007 年には，『動機づけ面接』（原著第 2 版）の日本語版が出版され，日本人の MINT メンバーが次々とうまれていきました。

そして，日本も含めた，非英語圏でも積み上げられたさらなる知見が，動機づけ面接をさらに発展させました。第 2 版の出版から 10 年後の 2012 年，現在の版である，『動機づけ面接』（原著第 3 版）が出版されたのです。

なお，これらの研究を行うためには，実際に行われた面接が「動機づけ面接」と呼べるものだったのか，検証ができないといけません。そこで，面接の「動機づけ面接らしさ」を点数化する研究も続けられています。このことについては，第 5 章「EPE 手法と面接評価」で説明したいと思います。

───────────── 本項のまとめ ─────────────

- ミラーによって 1983 年に誕生した動機づけ面接は，しばらく注目されなかったものの，ミラーとロルニックの出会いから教科書が制作され，英語圏を中心に急速に普及した。
- 動機づけ面接の概念は日本語を含む多言語にも翻訳され，今日では世界各地で応用が広まっている。

■文献
1. Soria R, Legido A, Escolano C, et al. A randomised controlled trial of motivational interviewing for smoking cessation. *Br J Gen Pract* 2006；56：768-74. PMID：

17007707

2. Lindson-Hawley N, Thompson TP, Begh R. Motivational interviewing for smoking cessation(Review). *Cochrane Database Syst Rev* 2015 ; 3 : CD006936. PMID : 25726920

3. Tobacco Use and Dependence Guideline Panel. Treating Tobacco Use and Dependence : 2008 Update. Rockville : US Department of Health and Human Services, 2008.

4. Work Group on Substance Use Disorders. Treatment of patients with substance use disorders, second edition. American Psychiatric Association. *Am J Psychiatry* 2006 ; 163(8 Suppl) : 5-82. <https://psychiatryonline.org/pb/assets/raw/sitewide/practice_guidelines/guidelines/substanceuse.pdf> 2021 年 12 月閲覧.

第3章

....

動機づけ面接の
骨格：PACE

3-1 動機づけ面接の スピリッツとは

新しくない，けれども新しい

　前章で述べてきたように，動機づけ面接は，すでに知られているヒトの心理特性を組み合わせて構成されています。すなわち，動機づけ面接は全く新しい面接技術というわけではありません。

　一方で，新規性がないということでもなく，同じような技術であっても，それが"ある考え方"に則って用いられたのか否かによって結果が違ってくることにも注目した点は，これまでの心理療法とは異なる点です。

動機づけ面接にはスピリッツがある

　すなわち，動機づけ面接の特徴とも言えることですが，単に過去の技術を寄せ集めたのではなく，面接自体に骨格のようなものとして「治療者としてのあり方」を有している面接は，クライエントの行動を変えることができるのです。

　そして，その「治療者としてのあり方」を，動機づけ面接ではスピリッツ（spirits）として共有しています。

スピリッツは絶対的ではない

　スピリッツというと，なんとなく胡散臭い，精神論のように思えてしまうかもしれませんが，動機づけ面接におけるスピリッツは教義や正典のような性質のものではありません。

うまくいった面接の"骨格"を，第三者に説明するために便宜的に適応された

OARS＝スキル

PACE＝スピリッツ
partnership（協働）
acceptance（受容）
compassion（コンパッション）
evocation（喚起）

動機づけ面接における重要な要素

概念をスピリッツと呼んでいるにすぎず，重要であることに疑いはないものの，絶対的なものというわけでもないのです。

スピリッツも書き換えられる

よって，前章で述べたような，動機づけ面接の発展の過程で，過去に何回か大きく書き換えられています。

また，今後についても，現在の『動機づけ面接第3版』で共有されているスピリッツも，研究の結果によってよりふさわしい概念が考案されれば，それに置き換えられることも十分にありえます。そう，スピリッツなのに変化するのです。

現在のスピリッツ

現在，提唱されている動機づけ面接のスピリッツは，クライエント（来談者）と協力して問題解決にあたる**協働**（partnership），来談者の自律性と価値観を尊重する**受容**（acceptance），来談者の福祉向上を第一優先とする**コン**

パッション(compassion)，来談者の本来もっている内的な動機を引き出す**喚起**(evocation)と説明されています。

　そして，それぞれの頭文字をとって，PACE(すなわち，歩調)と呼ばれています。

スピリッツの変化

　以前，これらは，自律(autonomy)，協働(collaboration)，喚起(evocation)の3つ，すなわちACE(エース)とされていました。

　現在では，コンパッション(compassion)という概念が追加され，**協働(partnership)，受容(acceptance)，コンパッション(compassion)，喚起(evocation)の4つ，PACEとなりました**(Note)。

　そこで，本章では，PACEへの変化の理由も交えながら，これらの概念を1つずつ紐解いてみたいと思います。

表面的な変更，ではない

　なお，この変化は，表面的なものだけではありません。

　第2版までは(第1章で紹介した研究会がそうであったように)動機づけ面接の"技術(スキル)"に重きが置かれていたワークショップなどにおいても，面接の土台たるスピリッツをさらに強調するようにと求められています。

　創設者であるミラーやロルニックは「技術だけの面接は，具はあるが水の入っていないスープのようなものだ，それはもはやスープとは呼べない。スピリッツのない面接はそれと同じだ。技術は動機づけ面接のものであっても，それは動機づけ面接ではない」とまで言っているのです。

> **Note**
>
> 『動機づけ面接』におけるスピリッツの変遷
> 第2版：ACE　自律(autonomy)，協働(collaboration)，喚起(evocation) →
> 第3版：PACE　協働(partnership)，受容(acceptance)，コンパッション(compassion)，喚起(evocation)

スピリッツの理解は難しい

一方で，このような精神論・総論的な内容は，技術論や各論よりも抽象的で，わかりにくいのもまた事実です。特に本書をきっかけに初めて動機づけ面接に触れるという人には，本章はこれまで以上に難解だと思います。

また，動機づけ面接の専門家たちが互いに顔をあわせるたびに「動機づけ面接を学べば学ぶほど，スピリッツが大切であると感じるようになるね」という話になる，という点も，スピリッツの理解の難しさを表していると思います。このことは，裏を返せば，初学者の頃はそれを実感できない，ということでもあるのです。

技術が先でも大丈夫

同時に私は，たとえ初学者のうちに技術に走ってしまっても，後からスピリッツを補完することはできる，と捉えています。ミラーらの言葉を逆手にとれば，「具を炒めた後に水を入れてもスープは作れる」わけです。

したがって，動機づけ面接を習得するうえで，スピリッツの理解は非常に重要ではあるのですが，よくわからないと感じられたら，読み飛ばしていただいてもかまわないと思っています。

技術（スキル）が先か，スピリッツが先か，悩ましい問題ではあるのですが，セミナーや講演とは異なり，好きなところを開けるという本の特性を活かし，お好きなほうから読んでいただいていいように思います。

―――――――――― 本項のまとめ ――――――――――

- より効果的な動機づけ面接を行うための「治療者としてのあり方」を説明する概念（骨格，土台）がスピリッツ。
- スピリッツとスキル（技術）は両輪の関係。どちらから先に習得しても問題ない。

3-2 P：パートナーシップ（協働）

面接は "協働" 作業

パートナーシップは，日本語でいうと協働，という概念です。

ここで意図されていることは，**問題の解決には，医療者と患者，カウンセラーとクライエント，治療者と来談者は，ともに協力して取り組んでいく姿勢が大事である**，ということです。

このように述べると，クライエントの言うことをすべて信じろというのか，クライエントが嫌だと言ったら何もしないのか，何かあったら責任は誰が取るんだ，という意見が出てくるかもしれませんが，これは誤解だと明言しておきます。

パートナーシップの基本的な考え方は，**カウンセラーとクライエントは同格として問題解決に取り組む**ということです。カウンセラーに，クライエントの奴隷になれと言っているわけではありません。さらには「カウンセラーはクライエントの希望に従え」ということでもありません。とはいえ，クライエントの希望を無視するわけでもない。

カウンセラーとクライエントがそれぞれの立場で意見を出し合うことが大事，ということです。

クライエント自身が，問題が生じるに至った過程について理解していたり，今後のとりうる対策など具体的な問題解決のヒントをもっているかもしれません。その一方で，それらが常にすべて正しいとは限りません。**カウンセラーはその領域の専門家としてクライエントの考えを聞き出し，整理し，進むべき方向を導く必要があります。**

partnership
（協働）

カウンセラーと
クライエントは
同格として問題解決に
取り組むこと

acceptance
（受容）

相手の価値感を尊重し，
相手の伝えたいことを
理解しようとすること

Compassion
（コンパッション）

クライエントの
福祉の向上に
寄与すること。
重要な概念

evocation
（喚起）

クライエントの
「変わりたい」という
内的な動機を
引き出すこと

動機づけ面接のスピリッツ "PACE"

「大事にしてもらっている」と認めてもらうこと

　我々がパートナーシップを大事にする，ということと，我々がそれを大事にしているとクライエントに認識してもらう，ということは，異なります。

　技術的なことを言えば，たとえ我々がパートナーシップを完全に無視していたとしても，クライエントには悟らせず，反対に「私のカウンセラーは，私とのパートナーシップを重視している」と思い込ませること自体は不可能ではありません。

　しかし，ここで求めていることはそのような表面的な取り繕いではありません。

　我々がカウンセラーとして，クライエントとのパートナーシップを大事にすること自体は重要です。そのうえで，それをクライエントに認めてもらう必要もある，ということです。

思いを伝えるのは難しい

特に，我々のような医療従事者，なかでも医師は，これがなかなかできません。

その大きな理由の１つが，第２章で述べた「間違い指摘反射」あるいは「正したい反射」（42ページ）の影響です。

医療のプロフェッショナルとして，目の前の患者を救いたいという強い思いが，相手の“間違った判断”を正さなければならないという態度に出てしまうのです。

もちろん，そのようなことをしていないつもりであっても，我々は医学的問題を解決する能力があるからこそのプロフェッショナルですから，そもそもの関係が「病気を治す人」，「治してもらう人」という立場の差につながりやすいのです。

しかし，生活習慣病の名が示すとおり，ある種の疾患のコントロールには，生活習慣の改善が欠かせません。そして，その生活習慣を営んでいるのは，ほかならぬ患者自身です。

医療者は，自分の想像のなかにある患者の生活を，あれこれ変えようとさまざまな提案をしていくわけですが，患者の置かれた状況によっては，その提案は全く実現性のないものに終わってしまう場合もあります。

具体的な提案をしても “適切な行動” にはつながらない

例えば，軽度の糖尿病の患者に，食後の有酸素運動を提案したいとき。

医者から健康診断後の短い時間で「軽い糖尿病ですね，運動しましょう」などと言われて，次の日からいきなり理想的な運動をできる，なんていう人はなかなかいません。

そもそも，糖尿病といわれても，何が起こっているのかよくわからないというのが普通です。そもそも，疾患名と病態が一致していません。疾患名に「尿」とついているのに，（現在の診断基準では）尿は全く関係がないという，

名前だけでも"ややこしい"病気です。

　それを健診医の立場で言えば，生活習慣病としての糖尿病は，表面的には「血糖値が高くなる病気」ではありますが，筋肉などが上手に糖を取り込めなくなり，余った糖が血液中に漂ってしまう状態です。よって，血糖値を下げるには，筋肉に上手に糖を取り込ませて消費させてあげればいい，ということになります。

　血糖が低い状態では，いくら筋肉を動かしても，筋肉は上手に糖を取り込んでくれません。むしろ，足りない血糖を補うために，肝臓などに蓄積されている糖が放出されてしまうことにもつながります。ですから，軽症の糖尿病の患者に運動を指導するときには，明確に「食後の」運動を勧める必要があります。

　より具体的に考えると，血糖値のピークはだいたい食後1時間ですから，食事をしてから1時間以内に運動を開始し，数十分それを維持し，徐々に上がってくる血糖を筋肉に取り込ませるというイメージをもってもらう，ということになります。

　そこで「運動しましょう」だけでは，指導として不十分に思えるときには，もう少し具体的な提案をすることになります。

　「食後，約1時間で，最初は10分程度からでいいので，ウォーキングなどをできる範囲から少しずつ始めてみてください」といったところでしょうか。

　医師としては，十分に実践可能な，かなり緩やかな指導と思える内容です。

　当然，これくらいならやってくれるだろう，と思っていますし，健診後の指導の場では，大抵の受診者は「はいはい」とうなずきながら帰っていきますから，運動はなされるものだと信じて疑いません。

実際の主役はクライエント

ところが，この提案が実践されることは，ほとんどありません。

そこに，我々が見逃している「何か」があるのです。

その「何か」の正体を知っている人は，患者自身にほかなりません。

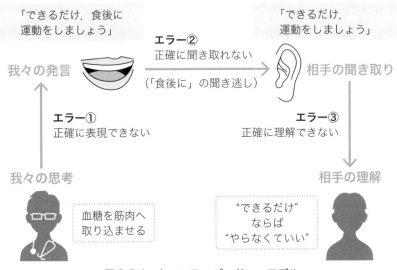

図 3-2-1　トーマス・ゴードン・モデル

我々の発言を来談者(糖尿病患者)が聞き取る場合を3段階で図示しているが，来談者の発言が我々に伝わる場合(の難しさ)も同じモデルで説明できる(図 4-4-1，144 ページ)。

　食後の1時間といえば，ようやく食器類が洗い終わる頃かもしれません。タイミングによっては，貴重な家族団らんの時間かもしれません。その時間にしかお風呂に入れない，なんていう場合もあるかもしれません。

　あるいは「足に"ふるきず"があって歩くと痛むから，歩きたくない」とか，「国道沿いのマンションに住んでいるから，家の周りでウォーキングをすると排気ガスを吸い込みそうで嫌だ」なんて思っている人もいるかもしれません。

ボタンの掛け違い

　提案をした医師からすると，ウォーキングは"有酸素運動"の一例としてあげただけですから，それにこだわってもらう必要はありません。

　何らかの理由でウォーキングができないのなら，エアロバイクでも，水泳でも，何でもいいのです。しかし，なまじ"ウォーキングを"と提案してしまっ

たがために，ウォーキング"は"できないから，"できる範囲でいい"ならば「やらなくていい」という結論を引き出してしまっているのです。

そのような食い違いが起こってしまう理由の１つとして，トーマス・ゴードン(Thomas Gordon)のコミュニケーション・モデルというのが知られています。

我々が見聞きできるのは相手の言動だけですが，その言動は必ずしも相手の思考を正確に表しているとは限らない(第一のエラー)，我々は相手の言動(発言)を正確に聞き取れるとは限らない(第二のエラー)，我々は見聞きした相手の言動を正確に理解できるとは限らない(第三のエラー)と，３段階においてそれぞれ「誤解」するリスクをもっている，と説明されています。

そして，これは，クライエントにとっても同様に起こる現象です。

クライエントに届くのは，我々の言動だけです。我々自身が，我々の思考を正確に表現できない(第一のエラー)，我々の言動がクライエントに正確に届くとは限らない(第二のエラー)，クライエントが見聞きした情報を正確に理解できるとは限らない(第三のエラー)という状況です(図3-2-1)。

すなわち，**どんなに説明しても通じない，正確な意図は伝わらないのが「普通」**なのです。

なお，だからと言って「プロフェッショナルとしての説明責任を放棄していい」という意味でもありませんし，「プロフェッショナルとしての意見を抑えて，相手の言うことを聞け」という意味でもない，という点は，改めて強調しておきたいと思います。

どちらが問題解決を主導するのか，という構図ではなく，我々は専門職としてのプロフェッショナリズムを保ちながら，相手の「自分自身について」の専門性を尊重して，ともに問題解決を図っていく。

さらに，ここで再び，行動心理学での「人の心は直接的な観察ができない」という立場にたてば，これは，我々の気持ちがどうであれ，相手にはそれが正確に伝わることはない，ということでもあります。

つまり，**我々はクライエントに対して，クライエント自身も我々と同等の立場で問題解決にあたってもらいたい，という意思を伝える必要があるのです。**

まさに，言うは易く行うは難しです。

　それを成し遂げるには，具体的にどうすればいいのか。それは次のスキル(技術)の章に譲りたいと思います。

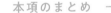

—————————————— 本項のまとめ ——————————————

- カウンセラー(それぞれの専門領域をもつ)と，クライエント(自分自身の背景をよく理解している)の 2 人が，同等の立場で問題解決にあたる。
- この概念を動機づけ面接では協働(パートナーシップ)と呼ぶ。

3-3 A：アクセプタンス（受容）

「受容」と「受容みたいなもの」

　アクセプタンスは日本語では「受容」と訳されることが多い概念です。日常生活でも使われる言葉ですし，来談者中心療法（49 ページ）においても中心的な基本姿勢としてあげられていることから，馴染み深い概念と感じる人も多いかもしれません。

　一方で，日常に馴染みすぎている概念でもあるため，「受容」と「受容みたいな別の概念」が混同されているように感じる場面にも多々出くわします。

　代表的な混同例が「同意」ではないでしょうか。

　「同意」と「受容」がどう違うのか，なぜそれを分けて考えなければいけないのか，いきなりですが，ここで少し考察してみたいと思います。

受容とは何か

あなたの目の前で，患者が嘆いています。

「私なんか死んだほうがいいと思うんです……」

さあ，あなたならどう答えますか。

「受容的な応答」と「受容みたいな応答」をそれぞれ考えてみましょう。近くに誰かがいたら，その人にも聞いてみてください。

　では，まず「受容みたいな別の概念」の解答例を出してみたいと思います。

「同意」には "是非の判断" が入る

手始めに，素直に「同意」してみましょう。

「そうですね，あなたなんか，死んだほうがいいですね」。これが「同意」です。

とんでもないことを言っているのはすぐにわかると思います。つまり，この面接では「同意はしてはいけない」ということになります。

そもそも，同意をするということは，相手の"発言の内容"を肯定することです。

ほかに例をあげると，「私みたいなバカは大学に受かるはずがありません」→「そうですね，あなたみたいなバカは大学になんて受かりませんね」というのも同意です。

日常では "軽く" 使われるから事故が起きない

このように極端な例をあげてみると「そんな馬鹿なことを言うわけがない」と感じられる方も多いかもしれません。

ところが，実際には日常会話では「受容」の多くがこの「同意」と混同されています。

「今日は暑いねぇ」，「そうだね，暑いね」のような会話です。

このような他愛もない内容であれば，同意をしてもなんの問題も起こりません。しかし，医療現場ではそういうわけにもいかない場面が多々あります。

「退院したい」に同意できるか

例えば，看護師が，入院中の患者から「どうしても明日までに退院したい」と懇願されているような場面を想像してみてください。

看護師が患者からの訴えを，そのまま担当医師に，

「Aさん，明日までに退院したいそうです」と伝えても，医学的判断で不可

能であれば,

「まだ無理っ」と冷たくあしらわれてしまうかもしれません。

そのとき, 看護師たちは陰で,

「あの先生は患者の気持ちなんてこれっぽっちも考えていない」なんて毒づいているかもしれませんね。「どうしても明日までに退院したい」という患者の言葉に"同意"してしまっているのです。

もちろん, 「まだ無理っ」という主治医の発言も, 同意こそしていませんが, 受容的な応答でもありません。

では, どのような発言が正解なのか, それは後述したいと思います。

不同意も正解ではない

なお「死んだほうがいい」という人に対して「そんなわけないじゃないですか！」(生きていればきっといいことがあります！　などと続く)と応答するのはどうでしょう。

同意ではないことはわかりますね。これは「不同意」です。

「どうしても明日までに退院したい」の例で「まだ無理っ」という主治医の発言も, この不同意に分類していいと思います。もちろん受容でもありません。

"許容" とも異なる

「死にたいと言うことは自由ですよ, 自殺を考えてもいいんですよ」

これはどうでしょうか。これもまた違和感を感じられる人が多いのではないでしょうか。これは「死にたいと言う」, 「自殺を考える」という相手の行動そのものを肯定しています。

これは受容というよりは, 許容(permission)に分類される応答になります。このやり取りの結果, 本当に相手が自らの命を経ってしまったら……。それを本人の責任と割り切ってしまうというわけにはいかないように思います。もちろん, これも「不可」です。

では，受容している場合の応答例にはどのようなものがあるのでしょうか。代表的な文例が，

- 「死にたいくらいツライことがあるんですね」
- 「何か深刻な悩みがあるんですね」

といったところでしょうか。

ここでのポイントは「死んだほうがいい」か「死なないほうがいい」のかの判断をしていない，という点です。**発言の内容の是非や善悪を問わず，中立的な立場で「発言した」という行動を許容しているわけです。**

このように，**受容的な応答をするためには，いったん自分自身のもつ「価値」に対する判断を棚上げする必要があります。**

- 自殺をほのめかすことの善悪
- 自分自身の価値を自己評価することの意味
- それを第三者に告げることの是非

それらの価値判断をすべて棚上げし，中立的に受け止めます。

そのうえで，相手の意図を汲んだ応答をするわけです。

難しい話ではありますが，これは，次章で扱う「聞き返し」のスキルが身についてくると自然にできるようになってくるかもしれません。

とりあえず，ここでは，もう1度，これまでに出てきた発言に，受容的に応答の例を考えてみましょう。それぞれの発言をおさらいしましょう。

「私みたいなバカは大学に受かるはずがない」

「どうしても明日までに退院したい」

私がその場に居合わせたら

→「大学に行きたいという気持ちはあるんだね」

→「明日は何か大事な予定があるんですね」

という感じで応答するかなぁ，という気がしています。これだけが絶対的な答えではありませんので，ほかにもいい応答を考えてみてください。

治療者が言葉に出すこと

なお，繰り返しになりますが，ヒトには言葉を介さずに他人の気持ちを理解する能力はありません。これは，どれだけ治療者が患者のことを考えていても，言葉にしない限りはそれが患者に伝わることはない，という意味でもあります。

受容的な応答も，自分がどのように考えたのかを「言葉に出して伝える」ことができて，初めて相手に受容していることが伝わります。

受容の要素

さて，その受容ですが，動機づけ面接においては，4つの要素に注目をしています。

絶対的価値(absolute worth)，**正確な共感**(accurate empathy)，**自律性の支援**(autonomy support)，**是認**(affirmation)です。

絶対的価値を認める

絶対的価値(absolute worth)とは，来談者のもつ生来的な人間的価値と潜在能力を尊重する態度のことです。

ヒトは何かをしている"から"価値がある，何かをしていない"から"認められる，ではなく，存在しているだけで尊重される，という考え方です。

ヒトの価値は"条件つき"ではない

我々はつい「禁煙さえしてくれれば完璧なんですけれどねぇ」などという言葉を口にしてしまいがちです。しかし，これは裏を返せば「あなたはタバコを吸っているからダメなんだ」という叱責ともなります。

これは「条件つきの尊重」であり，絶対的な尊重とは呼べません。

ヒトは(やるべきことをやろうが，やるまいが)尊重されるべき存在であり，その存在を維持するために，**改善するべきところを改善していきましょう**，という論法をとるわけです。

相手の価値観に従う必要はない

　そのためには，相手の価値観を尊重することは大切です。

　ただし，これは「**クライエントの価値観を"絶対視"する**」という意味ではない，という点には注意してください。クライエントのもっている価値観が明らかに治療阻害的であったり，そもそも不健全であったりするならば，それを修正をしていく必要があるからです。

　例えば，「タバコさえ吸い続けられるなら，いつ死んでもかまわない」などと，心の底から本気で思っているという喫煙者がいるとします。医師である私の価値観とは大きくかけ離れていますから「はい，そうですか」などとは言えません。

　それでも，クライエントの価値観の修正を図りつつ，クライエントの絶対的価値自体は尊重することはできます。むしろ，**絶対的価値を尊重するからこそ，クライエントの価値観に逆らってでも「健康を大切にしてください」**という方向で面談を進めることができるのです。

　とはいえ，「タバコさえ吸い続けられるなら，いつ死んでもかまわない」と本気で思っている人への介入は，一筋縄ではいきません。こういう事例には，少し工夫を凝らした対応が必要になります。**具体的には，第4章で後述する**（143ページ）「**複雑な聞き返し**」が使えます。

　一例としては「タバコさえ吸えれば,いま死んでもいい……」というように，極端に増幅した聞き返しをして，相手の「間違い指摘反射」の誘導を試みる，という手法です。

　おそらく相手は「今すぐは死にたくない」とか「そこまで考えていない」などと答えてくれるでしょう。そうなれば，それを足掛かりに面接を切り返すことが可能になります。例えば「いますぐ死にたいわけではないのですね……」

とか「そこまではっきりした覚悟はしていないということですね……」などと受け止めて，クライエントの抵抗を和らげていくのです。

クライエントは変わることができるのですから。

自律性の支援

来談者は変わる力をもっていると認める態度は，自律性の支援（autonomy support）と呼ばれる概念です。

「今度こそやめる，絶対やめる」と言いながら，いつまでも喫煙を続けている喫煙者も禁煙する能力はもっています。

「ホントにもう二度と飲みません」と言いながら，家族に隠れてこっそり飲んじゃうアルコール依存症の人も断酒する能力はもっているのです。

ここで，1つ，実験例をご紹介したいと思います。

さきに謝ってしまいます。ごめんなさい。

実は，これを書いてしまうと，私自身も「心理学の結論としては少し違うのではないか」と言いたくなってしまうので迷うところなのです。

しかし，実際に行われた実験の結果でもありますし，結論が面白いこと，社会に広く浸透している概念であることから，紹介に踏み切りたいと思います。

ピグマリオン効果

それは「ピグマリオン効果」と呼ばれる現象のことです。

ピグマリオンというのは，ギリシア神話に登場する，ある王様の名前です。

この神話のなかで，現実世界の女性に失望したピグマリオンが，石を掘って，自分の理想とする女性を作り始めます。

石像を掘るうちに，裸体では恥ずかしかろうと服を着せるようになり，やがて，石像の女性に本当に心を奪われてしまい，求婚までしてしまいます。

ところが，一緒に食事をしようと，あるいは床に入ろうと誘っても，相手

は石像ですから一向に応じてくれません。文字通り"冷たい"石像の前で，ピグマリオンは衰弱していきます。それを哀れに思ったギリシアの神の1人が彫像に生命を与え，ピグマリオンはめでたく石像と結婚できた，というお話です。

　数あるギリシア神話の1つだと言われればそれまでですが，この神話はバーナード・ショーの戯曲「ピグマリオン」として描かれ，さらにはそれを題材にした舞台劇が，日本でも小堺一機らの手により公演されたりしました。

　また，この神話をもととして映画も作られています。

　石像を「花売り娘」に置き換えて焼き直されたのが，世界的に大ヒットした映画「マイ・フェア・レディ」ですし，さらに，それをハリウッド的にリメイクした映画が，ジュリア・ロバーツ主演で日本でも非常に大きな話題となった，あの「プリティ・ウーマン」です。

　我々日本人にはピグマリオンという名前はなじみが薄くても，ギリシア神話に文化的な影響を受けている欧州圏の人々にとっては，「権力や経済力をもった誰かが偶然知りあった誰かを自分の理想に育て上げていく」という，ありがちな題材として，ピグマリオンという名前が知られています。

ピグマリオン効果の実験

　さて，はたして本当にこの神話のような，小説のような，映画のようなことが，実際のヒトの社会のなかでも起こるのか。それを確認するには研究が必要です。

　そこで，ある小学校を舞台に，大掛かりな実験が行われました。

　まず，舞台となった小学校で，新入児童を対象に「特別な知能テスト」を行い，学級担任に，今後数か月の間に成績が伸びてくる児童が判明した，と説明をしました。

　先にタネ明かしをしますと，実はこの「特別な知能テスト」というのは全くのフェイクで，成績が伸びる子を判別できるような性質のものではありません。したがって，「成績が伸びてくる」として指定された児童も無作為に選ばれた子どもです。

ところがその後，「成績が伸びてくる子」として，担任から期待を込めてみられていた子どもたちの成績が実際に向上したと報告されたのです。

　「成績が伸びるかどうかわからない子」であっても，クラス担任が「この子は成績が伸びるはずだ」と期待を込めて教育すれば，実際に成績が伸びる……。この結果は，そのままズバリ「pygmalion in the classroom」と名付けられ，報告書としてまとめられました。

　反対に，教師が「期待しない」ことによって児童の成績が下がることも知られており，これは「ゴーレム効果」と名付けられています。

ゴーレム効果

　「ゴーレム」というのは，ファンタジー小説などでもよく出てくるおなじみのモチーフですので，聞いたことがあるという方も多いかと思います。そもそもは，ユダヤの伝説に登場する，自らの意思はもたず，呪文を受けると動き出す"泥人形"がその起源のようです。

　派生から有名になった「ゴーレム」も多いので，その弱点にもいろいろな設定がありますが，おでこに張られた"護符"の文字を塗りつぶされると崩れてしまう……。つまり，「レッテル」をはられると死んでしまうというものもあったりします。

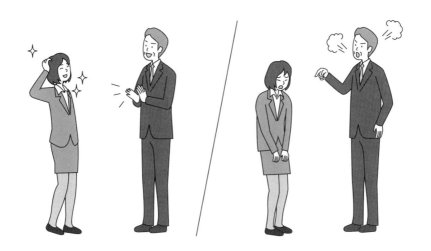

そのことから「こいつはダメだ」というレッテルをはられてしまうことをきっかけに、生来もっている力が発揮できなくなってしまう現象を「ゴーレム効果」と名付けたのかもしれません。

ピグマリオン効果の再現性？

さて、このピグマリオン効果ですが、実証実験も行われ、反対現象も確認されている……。しかし、この現象は根拠があるとまでは言えません。やはり、各種の批判は存在します。なかでも再現性に対しての疑問は強く残っており、とどのつまりは、教員からの贔屓の多寡が成績に影響するだけではないか、という疑問も払拭されているとは言えません。

むしろ、近年では、やはりこれは心理学的な因果関係があるというよりも、教師側に対する圧力（成績が伸びるはずの子の成績が伸びなければ、教師としての力量が低いといわれてしまうのではないか、など）が対象となる児童の成績を間接的に押し上げているにすぎないだろう、という意見が優勢ではないかと思います。

また、ピグマリオン効果は、「教育者としての心得」として説明されますが、児童ら学習者側のモチベーションがどのように変化するのかを評価していません。

一方で、教師1人に対して児童が多数いるという教室のような構成においては、ピグマリオン効果についての疑問は多々残るものの、教師と児童が1人対1人の関係において「この子には変わる力がある」と信じて介入すること自体の効果は否定されません。なぜなら、"教師の贔屓"は存在しようがなく、対象者と対照群の差が生じ得ない状況だからです。

ゴーレム効果をうまない＝是認？

ややこしい話ですが、ピグマリオン効果は証明されたと言い難くても、ゴーレム効果は否定されたとも言えないわけですから、「ゴーレム効果をうまないような介入」にはそれなりの効果も期待できる、とも言えるわけです。

その効果の支柱となるのは、来談者の努力や強みを認める態度、すなわち

是認（affirmation）ということになるのかもしれません。

このことは，基本スキル（OARS）に含まれる是認（affirming）（128ページ）とも深く関連するところですので，第4章のスキルの項で掘り下げたいと思います。

―――――――――――― 本項のまとめ ――――――――――――

- 受容とは，来談者の自律性や人間的価値を尊重することで，相手の伝えたいことを正確に理解しようとつとめ，それを相手に伝え返すことが根幹となる。
- 「死にたい」という来談者への返答。
  同意：「死んだほうがいいですね」
  受容：「何か深刻な悩みがあるんですね」→「発言した」という行動を許容している。用語の意味として同意と受容が混同されやすい点に注意する。

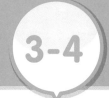

C：コンパッション

日本語にしづらいコンパッション

適切な日本語がなかなか見つからないのがこのコンパッションです。

しかし，全く知られていない概念というわけではなく，心理学関係の文章にはところどころに登場します。

なかにはコンパッション自体をターゲットとする場合もあり，セルフ・コンパッション（self-compassion）を意識させる心理療法家の説明によると，コンパッションとは（自分に向ける）思いやり，慈しみのことを指し，自身の強み・弱みを認め，あるがままの自分を肯定すること，という文脈で使われたりします。

また，宗教家のなかには，このコンパッションを「自分や相手を深く理解し，役に立ちたいという純粋な思い」と説明する人もいたりします。

あるいは，自分自身や相手と寄り添う共感力であると説明される場合もあります。

いずれも，あまりしっくりこない説明ではあります。動機づけ面接の専門家の間でも，このコンパッションを日本語で説明することの難しさは，ときどき話題になったりするほどです。

コンパッションと表記する

その訳語をどうしようか，という点も話題の1つで，原井宏明は，著書のなかで「慈愛」や「思いやり」という語を当てています。

一方で，加濃正人は，日本語にはない概念として，既存の日本語を探さず，そのままコンパッションと表記するにとどめています（Note）。

私もどちらの意見を採用しようかと迷ったのですが，間違いにはならない
だろう，ということを重視して，そのままコンパッションと表記することに
します。

コンパッションの重要性

　このコンパッションは，ミラーらが「コレを加えなければ動機づけ面接がう
まくいかない」と考えているくらい重要な概念だと想像できます。

　もちろん，ここには後述するとおり，セールスマンのトークスキルとの違
いを明確化する目的，あるいは，倫理的配慮として言及したという側面もあ
るかもしれない。

　しかし，あえてこれをスピリッツに加えたということは，来談者の動機を
高める，あるいは内的な動機を実際の行動変容に結びつけるために，表層的
な利益にとらわれず，来談者の真の利益を追求するように面接を進めること
が，治療するうえでも重要であるからにほかなりません。

コンパッションの要素

　さて，このコンパッションですが，私の理解する範囲においては，全く異
なる2つの役割をもっているようです。

　1つは，原井が訳語として採用した
要素である「慈愛」「思いやり」という方
向性，すなわち面接の方向性を決める
「ハンドル」あるいは，その推進力とな
る「アクセル」としての役割です。

　そして，もう1つは，それとは正反
対に，治療者側が"闇落ち"しない，節
度としての，いうなれば「ブレーキ」と
しての役割です。

> **Note**
>
> 動機づけ面接の大家
> 原井宏明：日本人として第一号
> の動機づけ面接トレーナー。『動
> 機づけ面接第3版』日本語版の監
> 訳者
> 加濃正人：禁煙関係者の間に動
> 機づけ面接を広めるきっかけを
> 作った。寛容と連携の日本動機
> づけ面接学会副代表

米国の仏教学者であるジョアン・ハリファックス(Joan Halifax)が,『コンパッション』と題する本を書いています。すなわち,コンパッションはそれだけで1冊の本が書けてしまうくらい奥の深い概念だということの表れでもあります……。その著書のなかでは「自分であろうと,他者であろうと,その悩みや苦しみを深く理解し,そこから開放されるように役に立とうとする純粋な思い」と説明しています。

私はこれを動機づけ面接に当てはめるなら,**目指すべきは「治療者,来談者ともに win-win になれるような面接」**ということなのではないか,と理解しました。

コンパッションのない面接とは

ここで,コンパッションに対する理解を深めるために,反対事例として「コンパッションのない面接」がどういうものなのかを考えてみましょう。

典型的なのは,"相手に必要のないものを売る"ようなセールスに,動機づけ面接の技術(スピリッツのない OARS)を用いるような場面がそれにあたります。

動機づけ面接の"技術"は,ヒトのもつ心理学的な特性,言い換えれば,「ヒ

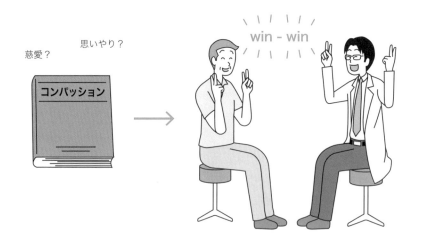

> ## Note
>
>
> 『動機づけ面接』が第2版から第3版に改訂されるときに，スピリッツが ACE から PACE に書き換えられた。collaboration が当てられていた"協働"の概念を示す言葉が partnership に変更され，C が意味することがそれまでの collaboration から compassion になった。
>
> このことはミラーらが『動機づけ面接』を改訂するうえで，定着していたスピリッツに変更を加えてでも，この概念を折り込みたかったのだということの表れであろう。

ト の本能」を利用して誘導する技術ですから，うまく使えばクライエントから"搾り取る"ような技術にもなりえます。

　伝え聞いたところによると，ミラーがコンパッションをスピリッツに加えようと考えたきっかけになったのも（Note），別荘だか高級車だかの，生活必需品とはいえない高価な品物を扱うセールスマンの喋り方が，動機づけ面接の技術に近いものだったことに気づき，そのようなセールストークと，動機づけ面接はベツモノなのだということを強調したいと考えた，ということも一因のようです。

医療現場でも "医師都合" の面接はありうる

　例えば，我々の業界で言えば，「薬を飲むほどではない高血圧の患者」に対して，製薬会社と結託した医師が，接待やキックバックに期待してその会社の処方を増やしたいと画策し，本人から「不安なので薬を出してください」と言わせてしまうなんてことも（もちろん，倫理には反しますが）できないとは言いません。

相手の不利益を見過ごさない

だからといって，来談者の希望であることを理由に，不利益になることをわかっていながら見過ごすのもまた，コンパッションがあるとは言えません。

ながらく糖尿病を放置していて，血糖値 300 mg/dL，HbA1c 18%（！）みたいな，いつケトアシドーシスを起こし救急車で運ばれてくるかわからないような患者を見つけても「どうしてもインスリンは打ちたくない」と懇願されたことを理由に見過ごしてしまっては，短期的には来談者の希望を叶えることになったとしても，長い目で見るとそれは決して来談者のためにはなりません。

来談者自身が「インスリンを打ちたくない」と言っているからといって，「透析生活を送ることになってもかまわない」であるとか「いつ倒れても大丈夫」というところまで希望しているというわけではありません。ただ，想像できていない，のです。

来談者の福祉向上を目指す

すなわち，コンパッションの重要な要素には「**来談者の福祉の向上に寄与する**」ことがあげられるわけです。そして，来談者の福祉の向上を担うことと，来談者の希望を聞き入れることは異なります（→仲間を集めて練習しよう③）。

治療者が "闇落ち" しないことも大事

さて，ここまでの話であれば，やはりそれは「慈愛」や「思いやり」と呼べる概念の範囲に含まれているのではないか，と言っていいかもしれません。

しかし，来談者のことだけを重視してしまうと，来談者の福祉向上のためであれば，治療者はすべてを捧げて"滅私奉公"すべきなのか，という疑問も浮かんできてしまいます。

仲間を集めて練習しよう③：「福祉の向上」と「来談者の希望」の差を探る編

手順

「福祉の向上」と「来談者の希望」の差を見つけることが狙いです。

あなたの身近に，両親と子ども 4 人で暮らす 6 人家族がいます。

子どもの 1 人が，親戚からケーキを 8 つもらってきたものの，ケーキの分け方で悩んでいます。善意ある隣人として相談を受けたあなた。その子がどうしたらいいのか，仲間も交えて，一緒に考えてください。

「福祉の向上」と「来談者の希望」の違いを意識して，常識にとらわれず，いろいろな方法を考えてみましょう。

意見例

どのような意見が出るのでしょうか。

実際に，過去の講演会で出された意見をいくつかあげてみたいと思います。

オーソドックスな意見としては，

①家族 6 人で 1 個ずつ分けて，残った 2 つは欲しい人がジャンケンして決める

②大人は 1 個，子どもは 1 個半になるように，残りのケーキを切って分ける

③子どもだけで 2 個ずつ分けて，両親にはガマンしてもらう

④両親に 2 個ずつとってもらい，子どもは 1 個ずつにする

このあたりは，福祉の向上（というほど大げさなものではないかもしれませんが）と，相談に来た子どもの希望のバランスが取れている意見でしょう。

もし，その子どもが，ケーキが大好きで大好きでしょうがない，という場合にはどのようなことが選択肢にあがるでしょうか……。

⑤その子 1 人で，8 つとも食べてしまうように促す（証拠隠滅）

あるいは，そこまでしなくても，

⑥すぐに2個食べて，家には6個だけ持って帰る（偽装工作）

　という選択肢もありますね。

　しかし，これは「希望を叶える」ことにはなるかもしれませんが，善良な大人
として，子どもの福祉を考えたときに許容されるでしょうか……。

ならば，いっそのこと，

⑦争いの原因になるようなものは持ち帰らせない，すべて没収する

　という選択肢もあってもいいかもしれません。

　もちろん，これは，来談者の希望を大きく裏切ることになるのかもしれませ
んが……。

（練習③は以上です）

それはそれで，コンパッションがあるとは言えません。

　例えるなら，「崖から落ちてしまいそうな人を助ける」ために「救助者である
カウンセラー自身が崖に落ちる」ようなことが起こってしまえば，そのときは
"助けられた"という人も，長い目で見れば苦しみ続けることになるでしょう。

　来談者を支え続けるためにも，カウンセラーが燃え尽きてしまわないよう
に，自分自身をコントロールすることもまた大事な要素なのです。

本項のまとめ

- コンパッションは「来談者の福祉の向上に寄与する」ことで，面接するうえで，
  来談者の不利益になるようなことを見逃さない。
- ただし，来談者の希望を全面的に聞き入れることとは異なる。

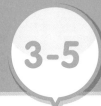

E：エボケーション（喚起）

喚起する，ということ

コンパッションに続き，あまり耳馴染みのない言葉ですね。日本語では「喚起する」と訳されるのが一般的ですが，それにしてもあまりピンとこないかもしれません。

この喚起が日常用語として使われる場面としては「注意喚起」くらいでしょうか。

注意喚起という言葉が「強制ではないけれども，注意するようにお願いします」くらいの意味で使われていることから想像するとおり，喚起には「強制ではないけれど，あることをお願いする」とか「促す」という意味があります。

本人に任せる，わけでもない

すなわち「○○をしなければいけない」とか，「○○をしてはいけない」のように強制や禁止ではありません。

一方で，だからといってすべてを本人の意思に任せるのではなく，コンパッションに基づき，相手の福祉の向上にとって有利であると思える方向に，相手の信念や良心に呼び掛けるような言動をもって導くことを目指そう，ということです。

動機 "づけ" というよりは……

つまり喚起とは，相手に「新しい動機」を植えつけるのではなく，相手がすでに備えている「変わりたい気持ち」を上手に引き出そう，ということなのです。

その意味では「動機づけ」面接という名称は，ちょっと問題があるのかもしれません。

動機づけ面接は "motivational" interviewing を日本語としてカッコウよく呼ぶための訳語ですが，この要素を踏まえて，カッコウ悪くなりますが**「やる気を起こさせる面接」と呼び換えてもいいのかもしれません。**

変わりたい気持ちは明確に表現されない

しかしながら，相手の「変わりたい気持ち」は常に明確に表現されているとは限りません。第2章のアンビバレントの項（22ページ）を思い出してみてください。

「ヒトは，変わりたい気持ちと，変わりたくない気持ちを，それぞれ同じくらいの強さで抱いており，それが拮抗するので行動を変えない，変えられない」のでしたね。

自分自身でさえはっきりしていないのですから，それが言葉になって出てくることは期待できません。

そこで我々は，相手が言いたいであろうことを想像し，それをこちらから補っていく作業をしていく必要があるのです（→仲間を集めて練習しよう④）。

イメージは「井戸」

動機はあるけれども，表からは見えない。

そのイメージは，水が湧き出る泉というよりも，奥深くにある水を汲み上げる井戸に近いかもしれません。

❶ あるけれども見えない。

❷ 見えないけれどもある。

それを見つけて，汲み上げるのです。

相手にはその能力がない？

そう言われても，過去に何度も裏切られてきたから信じることができない……。そういう苦い思いを抱かれている読者もいるかもしれません。

大人は靴の左右を間違えない

頭を切り替えてみましょう。

自分自身が「靴」を履いているところを想像してみてください。

どんな靴でも構いません。革靴でも，スニーカーでも，ビーチサンダルでも，何でもいいです。

さて，そのご自分の足元を想像してみて……。あるいは，靴を履いている人はそれを見ていただいてもいいのですが。1つ，確認していただきたいことがあります。

左右，間違っていませんか？

おそらく，この本を読むくらいの年齢層にあれば，ほぼ全員が，左右の靴を正しく履けていることでしょう。ときどき，右足に革靴，左足にスニーカーを履いちゃうような人でも，靴の左右自体を間違えていることはないのではないでしょうか。

靴は左右それぞれに形が違うのだから，左右を間違えると履きにくい。だからたとえ間違えたとしてもすぐに気づく，だから左右を間違えないのはあたりまえだ，と思われるかもしれません。

その是非はさておき，大人は 100 人いれば，ほぼ 100 人が，靴の左右を間違えない。

子どもは靴の左右を間違える

では，皆さんが，靴の左右を間違えなくなったのはいつ頃でしょう。3 歳頃はどうだったでしょう。

仲間を集めて練習しよう④：アンビバレンスおさらい編

手順

ここは「おさらい問題」です

もう１度，第２章のアンビバレンスの項を見直してみましょう。36ページに，喫煙者の行動の例をあげましたね。そのなかからいくつか選びました。

①軽い銘柄に変えた

②１日の喫煙本数を減らしている

③喫煙場所に条件をつける（家の外でしか吸わない……など）

④禁煙に条件がある（１箱 1,000 円になったら……など）

⑤禁煙治療への不安感に満ちている

⑥喫煙を肯定するための理論武装をしている

これらの行動をとる喫煙者の「タバコをやめる動機」を考えて，互いに意見を出してみましょう。

回答例

それでは回答例です。

①軽い銘柄に変えた → 少しでも害が少ないほうがいい

②１日の喫煙本数を減らしている → 吸い過ぎは体に悪いと思う

③家の外でしか吸わない → 家族に受動喫煙はさせたくない

④１箱 1,000 円になったらやめる → 禁煙のきっかけが欲しい

⑤禁煙治療への不安感に満ちている → 禁煙治療を受けたい

⑥喫煙を肯定するための理論武装をしている → 興味はある

もちろん，これらはほんの一例です。ほかにもいろいろな回答はあると思います。喫煙・禁煙に限らず，身の回りのさまざまな問題に応用できると思います。いろいろと探してみてください。

（練習④は以上です）

子育ての経験のある方は，お子さんの様子を思い出してみてもいいでしょう。

　私も4人の娘をもつ父親です。それぞれの子どもはすでに大きくなっていて，もう勝手に出歩いていますが，子どもたちがまだ小さかった頃は，私が靴を履かせて外出させたこともあります。

　もちろん最初は自分で履けませんから，私が手を貸して，靴を履かせながら，その左右を教えたりしました。

　そして，何回か繰り返し，目の前で履かせてみて，左右も間違えることなく履けるようになったなぁ，と思った頃。

　先に外に出て，「自分で靴を履いて出てきてね」……と，ちょっと見ていないところで靴を履かせてみると，なぜか左右が間違っている。

　右側に置いた靴を右足に，左側に置いた靴を左足に履けばいいのに，なぜか，左右が入れ替わっている。

　後で観察してそのナゾは解けました。

　子どもたちは玄関の踏台に座った状態で足を組んで，右足を左脚の膝の上に乗せた状態で両手を使って靴を履いていたのです。

　そのため，靴を履きたい足の真下にある靴を拾い上げると，左右が入れ替わってしまっていたのです。

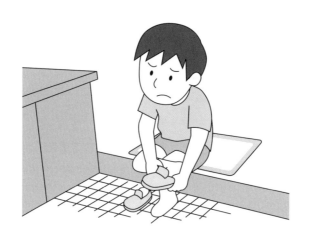

それならばと，あらかじめ靴の左右を入れ替えてみると間違えないのか……。
これが不思議と，また間違える。

何度やっても，どうやっても，なぜか左右が入れ替わる。

本当に不思議でした。

一生，間違い続けるのか

では，3歳児が靴の左右を間違える姿を見て，

「この子は一生，靴の左右を間違い続けるのだろうか」

「靴だけではなく，左右の区別がつけられない子なのではないか」

「そういえば，左右の区別がつけにくい発達障害があるって，聞いたことがある」

たしかに「左右識別困難」はADHDなどを疑うきっかけとなる所見名ではありますが，そんなに不安になる必要はありません。

3歳くらいの子どもでは，絶対にとは言わないまでも，大人よりははるかに高い確率で靴の左右を間違えるのが「普通」です。

3歳の頃は毎日のように靴の左右を間違えているような子どもでも，小学校に上がる頃にはほとんど間違えなくなりますし，ましてや，大人になる頃には（たとえ「左右識別困難」がある人でも），靴の左右を間違えることはなくなります。

人は成長する

そうです。人は成長するのです。

子どもだけではありません。大人も成長します。

去年の健康診断では「絶対にタバコをやめない」と言っていた人が，今年の健康診断では「いつかはタバコをやめたいと思うが今ではない」に変わり，翌年の健康診断では，もしかしたら「禁煙した」と変化していることも十分にありうるのです。

- 動機"づけ"面接ではあるが，来談者の「変わりたい」という内的な動機を引き出すことが肝要であり，それを喚起と呼ぶ。
- 動機を与えようと躍起になるのではなく，「やる気を起こさせる」面接を心がける。

第4章

....

動機づけ面接の
スキル：OARS

プロセス：EFEP とは

技術も大事

　前章で面接の土台となるスピリッツを説明しました。それではいよいよ，実践的な内容に入りたいと思います。動機づけ面接の技術論です。ですが，具体的なスキル（OARS）を説明する前に面接の組み立て，望ましいプロセス（EFEP）について説明したいと思います。

　第2章の2-5「行動を変える人が受けてきた面接とは」でも述べたとおり（47ページ），そもそも，動機づけ面接は「クライエントの好ましい発言を得るために，カウンセラーは何をしているのか」という疑問が出発点です。

　結果を出せたこのカウンセラーはこれをやっていたけれど，あれはやっていなかった。結果が出せていなかったあのカウンセラーはあれをやっていたけれど，これはやっていなかった。だから，これはクライエントの行動を変えるのに大事な要素だけれど，あれはクライエントの行動を変えさせるのには妨げになるのだ……という，カウンセラーの技術に注目をした積み重ねが行われたわけです。

　すなわち，**スピリッツのない面接は動機づけ面接ではありませんが，スピリッツだけあって技術のない面接もまた，動機づけ面接とはいえないのです。**

組み立ても大事

　また面接は，たんに1つ1つの言葉のやり取りでは終わりません。面接は，フルコースの料理のようなものなのです。懐石料理でも，中華料理でも，フランス料理でも，いきなりメインディッシュが出てきたり，食事の途中でデザートが出てきたらどうでしょうか。

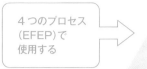

OARS＝スキル
open question
　（開かれた質問）
affirming（是認）
reflecting（聞き返し）
summarizing（サマライズ）

４つのプロセス
(EFEP)で
使用する

PACE＝スピリッツ

動機づけ面接における重要な要素

　それがどんなに極上の一皿であっても，料理全体の評価としては満足できないものになってしまうのではないでしょうか。

　国境を越えても，洗礼された料理が，おおむね「前菜，スープ，メイン，デザート」と，ほぼ同じような順番で組み立てられているように，面接にもまた，理想的な姿，あるいは望ましいプロセスというものが存在します。

　それを動機づけ面接（MI）では４段階に分けて説明しています（図 4-1-1）。

MI の４つのプロセス（EFEP）

❶ エンゲージング：engaging（関わる）

❷ フォーカシング：focusing（焦点化する）

❸ エボーキング：evoking（引き出す）

❹ プランニング：planning（計画する）

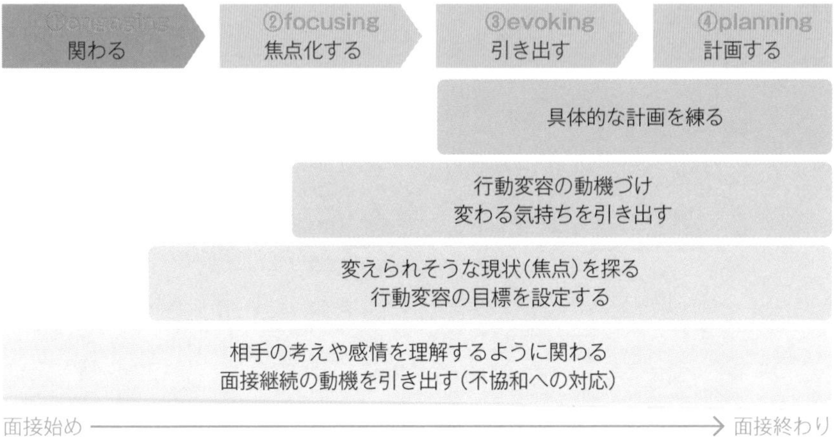

図 4-1-1　MI のプロセスの概念図

エンゲージングを基礎に，フォーカシング，エボーキング，プランニングと，時間軸とともに「積み上げていく」イメージ。各段階で，次項から説明するスキルを適切に使用していく。

①エンゲージング（関わる）

　どんな面接であっても，クライエントとカウンセラーの間に信頼関係がなければ成立しません。あるいは，クライエントが途中で席を立ってしまっては，治療効果も望めません。

　すなわち，すべての面接は，まずは，**治療者と来談者が円滑に話をできる状況を維持することに注意を払う必要があります**。アタリマエだと思われているかもしれませんが，まずはここをしっかり意識して面接に入りましょう。

　すなわち，**エンゲージングは，カウンセラーとクライエントが信頼関係を築くための段階**です。エンゲージングができていないのに相手の問題に踏み込めば，それだけで十分に相手の警戒感を強めてしまいます。

　この段階を決して軽視することがないよう，**ミラーは「どんな面接であっても，面接予定時間の2割以上はこのエンゲージングを得るためだけに使え」とまで言っています**。なお，エンゲージングには，医療面接やカウンセリングの基礎とされる「ラポールの形成」という要素も含まれるのですが，ラポール

の形成だけではエンゲージングとして十分ではありません。

　エンゲージングの構築は，ちょうど，建築で言うところの「基礎工事」です。ここから段階を踏んで相手の行動変容という建物をつくっていくのですが，建築工事が終わっても基礎を破壊することはありませんね。

　同じように，面接の初めにだけ注意をすればいいということではありません。面接を続けていくための基礎として，常に意識していれば，エンゲージングができているという前提で，問題の解決に踏み出していけるのです。

エンゲージングが破綻するとき

　しかしながら，面接における信頼関係は，うっかりすると些細なことをきっかけに破綻してしまいます。破綻しやすいのは，不適切なタイミングで面接を先に進めようとしてしまったときです。特に気をつけなければいけないのは，早急なアセスメントです。

早急なアセスメントの面接

　中学2年生の男子を連れた母親がかかりつけ内科医院に相談に訪れました。

> 今日はどうされましたか？

> 先生，ちょっとこの子のことで相談が……。この子，最近，全然自分のことを話してくれないんです，どこか悪いんでしょうか

> いま中学2年生ですよね，その年頃の男子が母親と口をきかなくなるなんて普通ですよ

> ほんの何日か前まで毎日楽しくお喋りできたんですよ，何かあったに違いないんです。先生，聞き出してください

> お母さん，興奮しないでください

> 興奮なんてしてません，この子が何か大変なことを隠していたらどうするんですか！

この内科医の言うように，「中2男子は母親と喋らなくなる」「母親は興奮している」という評価は，間違っていない可能性のほうが高いかもしれません。そして，ともすれば，この母親は「モンスターペアレンツ」と評価されてしまうかもしれません。

　しかし，内科医の「カウンセラーの対応」としては，やはりいただけません。**カウンセリングでは「正しいことを言えばいい」というものではない**からです。

　クライエントである母親の立場からすれば，この内科医の発言は「内科医の見解を押しつけている」ように感じられ，客観的には正しいであろう意見であっても受け入れられなくなってしまいます。

　このような失敗の原因が「早急なアセスメント」です。早急なアセスメントをしてしまうと，クライエントに「レッテルをはられた」と認識させてしまいます。また同時に，カウンセラーに対して「このカウンセラーは話を聞いてくれない」という逆レッテルをはられてしまうことになります。たとえ，カウンセラーの言ったことが正しいのだとしても。

　早急なアセスメントを口にして面接を進めることは，いうなれば，まだ基礎のコンクリートが乾いていないのに住宅建築を進めてしまい，その重みで基礎そのものが歪んでしまうようなものです。

　また，面接におけるこのような状態は不協和(discord)などと呼ばれています。不協和が生じたときは，相手の行動変容がうまくいかないどころの話ではありません。このまま放置すれば面接そのものが破綻しかねない状況といえます。ですから，いったん立ち止まって，関係の再構築に全力をつくす必要があります。

　もちろん，それ以前に，不協和を起こさないに越したことはありません。円滑な面接を進めるためには，まずはこのような状況に陥らないように注意が必要です。

　よって，この段階においては，まずは相手の発話を是認(affirming)していく作業が重要になります。是認についてはこの後の「4-3」で説明します。

　話の足掛かりを得るには開かれた質問(open question)も必要ですし，聞

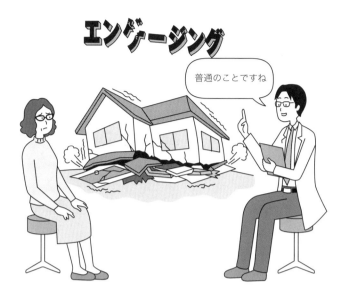

き返し(reflecting)も必要です。それぞれの技術論についても次項以降で説明します。

　エンゲージングの段階では，不協和を起こさないことを目的に，クライエントの考えや言い分を，その内容の正否や是非を判断せずに耳を傾けるためにこれらのスキルを使う段階，と考えてください。

②フォーカシング(焦点化する)

　エンゲージングが図れたら，面接の目的を確認する作業に入ります。多くの場合は，クライエントの抱える問題点の確認，ということになるかと思います。

　複数の問題が絡んでいたり，問題が多段階に生じていたりして，表面的な問題を解決しても全体が解決できないと予想される場合もありますが，この段階ではクライエントが考えている優先順位に寄り添うように問題点を拾い上げることを意識します。

急がば回れ

例えば，健診後の一般内科でみられる場面です。

40代男性。健康診断で中性脂肪180 mg/dL，LDLコレステロール148 mg/dLと軽度上昇を指摘され，「軽度脂質異常，要生活注意，要定期検査」と指示をされた。本人からの既往歴は特になし，家族歴も特記なし。アルコール摂取は機会飲酒程度。ただし，現喫煙あり，20本/日×20年以上だが，禁煙するつもりはない。

この程度の脂質異常での受診であれば，ここに介入するよりは，まずは禁煙を勧めてしまいたいと考える医師が多いのではないでしょうか。

しかし，前述のとおり，エンゲージングを破綻させない（早急なアセスメントを回避する）ことを重んじれば，いきなり禁煙に話題を振るのは得策とは言えません。

このような症例では，**クライエント自身にどうしたいのかを確認したほうが，エンゲージングを維持しながら問題点を拾い上げることができます。**

例えば，開かれた質問（open question）を使って以下のように聞いてみるわけです。「どのようにされたいと思われているのでしょう？」と。

クライエント自身が，

「健康診断で異常を指摘されたのでどうにかしたい」とでも返答すれば，

「健診結果で心配になったんですね」のような聞き返し（reflecting）をしたうえで，

「結果を心配するのはどうして？」というように，改めて開かれた質問（open question）をしてみます。すると，

「健康を保つのは大事ですから」と答えてくれるかもしれません。

さらにここで，聞き返しを交えながら，

「健康を保ちたいのはどうして？」などと開かれた質問（open question）で尋ねていくと，**「健康を保ちたい自分」と「喫煙をしている自分」の矛盾に気づ**

いて，自然に喫煙に焦点が移るかもしれません。

このように，相手の考える問題点に付き合っていくと，カウンセラーが問題解決の専門家の立場として考える問題点と，クライエント自身が自分自身の専門家として考える問題に共通する，"根"ともいえる部分にたどり着けることがあります。

Note

チェンジトーク：クライエントの変わりたい気持ちを表す発言。
→みつけて育てる。

維持トーク(サステイントーク)：クライエントの変わりたくない気持ちを表す発言。→みつけて和らげる。

ここまでくると，カウンセラーが考える問題に焦点をあてることも容易になってきます。つまり，カウンセラーがプロフェッショナルとして考える優先順位を示すのは，面接が少し進んでからでも遅くはないのです。

いうなれば，**このフォーカシングは「急がば回れ」を意識する段階**です。使用するスキルそのものは，エンゲージングの段階で用いたものと変わりません。ただ，その目的が異なります。それはこの後の各スキルの項で例示したいと思います。

チェンジトークと維持トーク

面接がある程度進むと，相手の変わりたい気持ちが表に出てくるようになります。この表出された「変わりたい気持ち」に関わる発言を，動機づけ面接では「チェンジトーク」と呼んでいます。

一方で，第2章の2-3「アンビバレントとは」で述べたように（22ページ），人はアンビバレントな状態，すなわち「変わりたいけれども，変わりたくない」という，相反する感情を同時にもっているのが普通です。

したがって，変わりたい気持ちを表す発言（チェンジトーク）とともに，変わりたくない気持ちを表す発言も表出されます。

この「変わりたくない気持ち」を示す発言を「維持トーク」あるいは「サステイントーク」と呼びます（Note）。

なお，サステインは「維持」を意味する（日本人にあまり馴染みがない）英単

語である sustain をそのままカタカナ読みしたものです。余談ですが，国内の「動機づけ面接」の研修会などでは，「チェンジトーク」はほとんどそのまま「チェンジトーク」と呼ばれるのですが，「維持トーク」と「サステイントーク」は混在して使用されているように思います。

標的行動を確認しよう

同じ内容の発言であっても，面接の目的によって，チェンジトークととるべきか，維持トークととるべきか，判断が分かれる場合があります。

例えば，糖尿病で通院中の肥満のある喫煙患者に，禁煙を勧めてみたところを想像してみてください。

「(喫煙が)体に悪いのはわかっているけれど，タバコをやめて太るのは嫌だなぁ」と言われた場合はどうでしょうか。

禁煙を目的とするならば「タバコをやめたら太る」という発言は「タバコをやめたくない理由」として使われていますから，維持トークです。

しかし「糖尿病を悪化させないために体重を増やさない」ということが目的であれば，この部分はチェンジトークとして捉えることも可能です。

したがって，**フォーカシングの段階では，目的とする行動変容が何であるか**(これを**標的行動**，target behavior と呼びます)**を，確認する必要があるわけ**です。

③エボーキング(引き出す)

面接がある程度進められ，クライエントの動機がみえてきたら，次の段階として，**チェンジトークを育てつつ，維持トークを和らげていくような方向性をもつように面接を進めていきます。**

クライエントが行動を変えようと思っている理由を確認しながら，より具体的な行動変容のためのアイデアを出し合っていくのです。

ここでも，使用するスキル自体はこれまでと同様です。開かれた質問で口火を切り，是認を交えて話を進め，聞き返しを使って話の方向性をコントロー

ルし，ときおりまとめて話の逆流を防いでいきます。この段階は，動機づけ面接の核心的な要素を多く含みますので，本章のそれぞれの項で詳しく説明していきます。

④プランニング(計画する)

変化をする方向性が固まったら，具体的な計画を確認して，面接を終わらせます。

「いつから」「何から」「誰と」「どのように」といった要素を確認し，クライエントが問題を解決していく道筋を確認していくのです。

しかしながら，この段階は，動機づけ面接のなかではあまり重要ではありません。エボーキングまでの段階で，クライエントの動機を十分に引き出すことができれば，この段階は自ずと進んでいくからです。

言葉を換えれば，プランニングまで到達できなくても，動機づけ面接としてはほぼ目的を達成できている可能性が高い，ということです。

この段階は登山でいえば「山を下りて後片付けをしている」くらいの過程であり，気を抜きすぎて事故が起こらないよう，すなわち最後まで不協和だけは起こさないように気をつけることは大事ですが，特別な意識は必要ありません。

本項のまとめ

- より良い結果を引き出せた面接は，一定のプロセスをたどる。それは「エンゲージング」「フォーカシング」「エボーキング」「プランニング」の４段階。常にエンゲージングを礎としてプロセスを進めていく必要がある。
- 使用するスキル(技術)は各段階に共通するが，その使用目的が異なる。

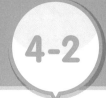

O：開かれた質問

口火を切る質問

面接は，カウンセラーかクライエントのどちらかが言葉を発しなければ，始まりません。一般的な挨拶などは交わすにしても，目的をもった面接を行うには，カウンセラーはクライエントの目的を探る必要があります。

ときに，クライエントから，カウンセラーの準備が整う前から堰を切ったように言葉が溢れ出てくることもありますが，一般的なクライエントは，どこから話していいのか，そもそも話を始めていいのかを探りながら，本題を切り出すタイミングを図っているのが普通です。

そこで，**本題を引き出すためには，カウンセラーから，クライエントに訪れた目的や理由を尋ねる**，というアプローチが行われます。**つまり「質問」をするわけです。**

あなたは普段，どのような質問をしていますか？　初診や再診にかかわらず，面接の口火を切る質問をいろいろと考えてみましょう。出てきた質問は，この後も使いますので，できるだけたくさん考えて，書き留めてください。

質問例

・今日はどのような要件でいらっしゃいましたか？

・調子はいいですか？

・お薬は飲めていますか？

・禁煙する気はありますか？

・同居されているご家族を教えてください。

・次回の予約は 25 日の 10 時でいかがでしょう？

Open question
（開かれた質問）

情報が多く得られ，
問題解決の足掛かりと
なりうる質問

affirming
（是認）

相手の発言内容の
善悪を問わずに，
相手の発言を強化する
ために行う

reflecting
（聞き返し）

発言の意図を確認。
単純な聞き返し（オウム
返し）と複雑な聞き返し
（発言内容を補い
確認する）がある

Summarizing
（サマライズ）

要点をまとめて問題点
を整理。長めの「複雑
な聞き返し」

動機づけ面接のスキル "OARS"

閉じた質問と開かれた質問

　では，これらの質問についてよく見ていきましょう。質問は，何について問うているのかの内容にかかわらず，以下の2つに大別することができます。

1. 閉じられた質問（closed-ended question：CQ）
2. 開かれた質問（open-ended question：OQ）

　皆さんがあげた質問も，そのいずれかに分類されるはずです。

閉じた質問とは

　閉じた質問とは，基本的には，相手が「はい」か「いいえ」で返答できるような質問のことです。

　「調子はいいですか？」「お薬は飲めていますか？」のような質問は典型的な「閉じた質問」となります。

例外的な閉じた質問

基本的には，と書いたのは，「はい」「いいえ」では答えられない質問であっても，本質的には「閉じた質問」に分類されるものがあるからです。

例えば，「お住まいはどちらですか？」などの質問です。期待される答えとしては，「私の住まいは○○県△△市××街A番地です」などであり，「はい」「いいえ」で答える性質のものではありません。

しかしながら，**相手にある選択肢は，正直に住所を「教える」か「教えないか」の二択しかありません。**前ページの「同居されているご家族を教えてください」もこれにあたります。

このように，特定の情報を尋ねるだけの質問は，本質的には「閉じた質問」と考えたほうが無難です。

また，限られた選択肢から選ばせる質問も，閉じた質問です。

例えば，

「禁煙治療の処方薬には，内服と貼付薬があるのですが，どちらがいいですか？」などの質問です。

これは「内服薬がいいですか？」「貼付薬がいいですか？」という，2つの「はい」「いいえ」で答えられる質問を同時にしているだけです。

同様に，

「あなたがタバコをやめたい気持ちを10点満点で採点すると，何点でしょう？」

などの質問も「閉じた質問」といえます。

「1点ですか？」「2点ですか？」「3点ですか？」……「10点ですか？」という10個の閉じた質問を同時にしている，という解釈ができるからです。

開かれた質問とは

対して，開かれた質問とは，「はい」や「いいえ」では答えられない質問のことです。開かれた質問のなかに，前述したように例外がありますから，ここ

では「閉じた質問ではない質問」が「開かれた質問」と言い換えたほうがいいかもしれません。

「閉じた質問」か「開かれた質問」か？

それでは，ここで，先ほど書き留めた質問を確認してみましょう。皆さんがあげた質問を，それぞれ「閉じた質問」なのか「開かれた質問」なのか，分類してみてください。

例示した質問を分類すると，下記のとおりです。

- 今日はどのような要件でいらっしゃいましたか？ → 開かれた質問
- 調子はいいですか？ → 閉じた質問
- お薬は飲めていますか？ → 閉じた質問
- 禁煙する気はありますか？ → 閉じた質問
- 同居されているご家族を教えてください。 → （例外的な）閉じた質問
- 次回の予約は 25 日の 10 時でいかがでしょう？ → 閉じた質問

「閉じた質問」と「開かれた質問」

では，こちらから質問を投げかけるときは，閉じた質問と，開かれた質問の，どちらがふさわしいでしょうか。

カウンセリングの勉強をしていくと，多くの場合で「開かれた質問を使いましょう」という趣旨の説明を受けることになると思います。そのため，なかには「開かれた質問」が良い質問で，「閉じた質問」は悪い質問，と捉えてしまっている人もいるかもしれません。

たしかに「開かれた質問」が適切な場面は多々ありますが，「閉じた質問」は絶対悪ではありません。

要は使い方です。これから述べるように**「閉じた質問」と「開かれた質問」を適切に使い分けることが大事**なのです。

「閉じた質問」の使い方

では，どのような場面で「閉じた質問」を使えばいいのでしょうか。

まず，第一にあげられるのが，例外的な「閉じた質問」に分類されますが，住所や電話番号，生年月日などの確認を行いたい場合です。これは「閉じた質問」にせざるをえません。

念を押したい場面でも，閉じた質問が有効なときがあります。

「では，そういうことでよろしいですね？」

あるいは，

「ではまた来週，来てくださいね」のような別れの挨拶もまた「閉じた質問」です。

選択肢が限られているときも「閉じた質問」の出番です。

「コーヒーと紅茶，どちらがよろしいですか？」のような「閉じた質問」は日常的に使われるのではないでしょうか。

これらの例にみるように，**閉じた質問は，特に物事をはっきりさせたいときに有効**です。

「開かれた質問」の使い方

では「開かれた質問」はどのような場面で使えばいいのでしょうか？

ここでちょっと余談……。

お気づきの方もいらっしゃるかと思いますが，「どのような場面で使えばいいのでしょうか？」という質問は，「はい」や「いいえ」では答えられませんし，選択肢も示されていません。つまりこの質問は，「開かれた質問」ですね？

なお，「この質問は開かれた質問ですね？」という質問は，「はい（開かれた質問です）」や「いいえ（開かれた質問ではありません）」と答えることができるから，「閉じた質問」です。ややこしいですね……。

「開かれた質問」の役割

本題に戻りましょう。

「開かれた質問」が投げかけられたとき，答える側は「はい」「いいえ」では答えられません。質問の意味を理解しようとし，さまざまな答えを返してくれます。そもそも，治療者の質問をどう解釈するのかも，クライエントによって異なります。

第3章で「トーマス・ゴードン・モデル」を用いて，我々の発話を，クライエントがどう解釈するのか，という視点で解説しました（74ページ）。

クライエントにとって，我々から聞き取った言葉，我々からの質問をどのように解釈するのか，その過程にエラーが生じる，ということです。

したがって，開かれた質問は，思いもよらない返答も引き出すことになるのです。

そして，その面談に新たな視点を提供してくれることもあります。それが問題解決の足掛かりになることもありうるのです。

質問する側が思いもよらなかった話が出てくる可能性を含んでいるので，情報が多く得られ，話を広げ，新たな視点や考えを引き出すことができる。これが「開かれた質問」の役割です。

閉じた質問と開かれた質問の"あわせ技"

開かれた質問は，相手の考えが引き出しやすい一方で，こちらの意図した内容にたどり着けない可能性があります。

それを避けるには「あわせ技」を使う，というのが方法の1つです。

カウンセラー：あなたがタバコをやめたい気持ちを10点満点で採点すると，何点でしょう？（閉じた質問）

クライエント（喫煙者）：5点……いや，6点くらいはあるかな？

カウンセラー：5点か6点はあるんですね……それが，2点や3点ではないのはどうして？（開かれた質問）

ここでのポイントは，クライエントが答えた「5〜6点」よりも低い，「2〜3

点ではない」理由を聞いている点です。

　「2～3点ではないのはどうして？」と聞かれると，答えとしてあげられるのは「2～3点のように低い点数ではなく，5～6点分のタバコをやめたい理由」です。

ワクチン接種①：ブツブツ出たけど，困ってはいない

　市町村で行っている新型コロナウイルスワクチン接種で，私が担当した予防接種希望者。その日は2回目の予防接種を受ける予定で受付し，看護師による予診を経て，医師である私に確認が回ってきました。ここで私が許可を出すと，実際の接種が行われるという段階です。

　このような場面でも，私は常に「開かれた質問」から入るようにしています。この方のように，2回目の接種にいらした方には「1回目の接種はいかがでしたか？」と聞いています。

　すると「特に困ったことはなかったのですが，注射したあとが赤く腫れて，皮膚にブツブツが出て，しばらく痒かったです」と言うではありませんか。これはワクチンに対するアレルギー反応を示唆する内容でした。

　これを，閉じた質問……たとえば「1回目の注射で，困ったことはありませんでしたか？」と聞いていたらどうなっていたでしょうか。

　この接種希望者は，私への返答でも，その冒頭に「困ったことにはならなかった」と答えています。つまり「困ったことはなかったか？」と聞かれたら「なかった」と答えていたかもしれません。1回目の接種で何もなかったのだからと，2回目の接種に臨んでいたら，アナフィラキシーショックを起こしていたかもしれません。

　つまり，閉じた質問では見逃されていたかもしれないアナフィラキシーショックのリスクを，開いた質問を用いることにより発見できた，というわけです。

- ・体に悪いのはわかっている
- ・そろそろ子どもが産まれる
- ・タバコの値段が上がった
- ・タバコを吸える場所が減ってきた

などのタバコをやめたい理由が出てきます。そのため，面接がタバコをやめる方向に方向づけられます。

　反対に「（タバコをやめたい気持ちが）10点ではないのはどうして？」と聞いたら，どうなるのでしょうか。

　そう聞かれると，答えは，やめたい気持ちが満点にはならない理由，すなわち「タバコをやめたくない理由」や「やめられない理由」が出てきてしまいます。

- ・まだ病気になったわけではない
- ・喫煙所で仕事の話ができなくなる
- ・ストレスをためたくない
- ・タバコをやめられる気がしない

すると，面接がタバコをやめない方向に方向づけられてしまいます。

閉じた質問の欠点

　「閉じた質問」と「開かれた質問」では，どちらが優れている，ということはありません。役割が違いますから，使い分けたり，組み合わせる必要がある，ということです。

　ではなぜ「カウンセリングをするなら，開かれた質問がいい」と言われるのでしょうか。

　1つの理由は「閉じた質問」は，回答するように強く求めるニュアンスとし

ワクチン接種②：ブツブツ出たけど，2回目を打ちたい

　先ほど，開かれた質問を使ったことによって，1回目のワクチン接種後に，薬剤性アレルギー反応があったと疑われる接種希望者。問診にあたった私は，当然ながら，2回目の接種を制止しにかかりました。

　この集団接種会場では，医師あたり1時間で30人程度の問診をしていく設定になっていましたから，あまり長い時間はかけられません。そこで，まずは素直に「お勧めできない」という意見を伝えてみました。

　なお，早々に「絶対にダメ」と言い切ってしまうという選択肢もあったかもしれませんが，強固な説得は相手をかたくなにしてしまい，かえって遠回りになってしまう可能性が高いと考え，この程度の表現に抑えました。

　接種希望者は，仕事を休んで時間を確保したり，交通手段を確保したり，あるいは，副作用の心配を振り切って，予防接種会場まで来ています。すなわち「予防接種を受けたい」という気持ちが十分に高い状態ですから，最後の最後でダメと言われても簡単には引き下がりません。

　この接種希望者もそうでした。

　来談者の希望を叶えることを目的とするのであれば，予防接種を受けたいという気持ちをフォローすればいいのですが，来談者の福祉の向上を目指すならば，アナフィラキシーショックのリスクを回避する方向に面接を進める必要があります。

　そこで「どうして予防接種を受けたいのか」という質問をしてみました。

　新型コロナにかかりたくない，どうして新型コロナにかかりたくないのか，重症肺炎になって入院することになったり，死んだりしたくない……。では，ワクチン接種でなら，入院したり死んだりすることは怖くない……。

　ご自分の矛盾に気がつかれたところで，少し情報提供を行い，ご自身での決断を促しました。「1回でもある程度の抗体はつきますから，無理をする場面ではないと思いますが，どうしますか？」と。すると接種希望者は，素直にお引き取りくださいました。

　正確な時間は測定していませんが，解決に要した時間は1〜2分程度だったように思います。

て捉えられやすい，言い換えれば，クライエントが命令を受けているように感じやすい，という点があげられるように思います。

そもそも，質問自体が，相手に対して回答を要求する行為です。

しかし，心理特性の1つとして，ヒトは行動を強制されると，それを拒否したくなるという特性をもっています。リアクタンス(reactance)と呼ばれるものです。

つまり，回答をするように強制されるから，回答をしたくなくなる。

では，閉じた質問を使わずに，何かを確認するにはどうしたらいいのでしょう。この答えは，この後の「R：聞き返し」の項で触れたいと思います。

閉じた質問を開く

閉じた質問には，確認をしたり，念押しをしたりする効果があります。したがって，「プランニング」の段階のように，面接が終盤にさしかかり，確認や念押しするような場面では，閉じた質問のほうが確実で効果的かもしれません。

しかし，「エンゲージング」の段階を中心とした面接の冒頭では，開かれた質問のほうが適しています。相手が話す準備ができていない段階では，「閉じた質問」で聞いてしまいそうなことを意図的に「開かれた質問」にしてみると，違った反応が期待しやすいのです。

つまり「閉じた質問」を「開かれた質問」に変えてみるのです(→仲間を集めて練習しよう⑤)。

5W1Hを意識しよう

閉じた質問を開かれた質問に変換するときには，5W1Hを意識してみましょう。

仲間を集めて練習しよう⑤：閉じた質問を開く編

114 ページで先ほどの皆さんに考えていただいた質問から「閉じた質問」を選んでください。

仲間を集めて，いろいろな方向から，質問を「開いて」みましょう。

閉じた質問例

「禁煙する気はありますか？」

開かれた質問例

「禁煙することについてどう思いますか？」

「禁煙したくないのはどうして？」

「いつから禁煙しますか？」

「どのように禁煙しますか？」

「残っているタバコはどうしましょう？」

「禁煙を助けてくれる人はどなたでしょう？」

「タバコが吸いたくなったときはどうされますか？」

閉じた質問を開かれた質問に変換するときには，5W1H を意識するといいでしょう。

(練習⑤は以上です)

When　いつ？　時間の要素：期限，時期，期間など

Where　どこで？　場所の要素：治療を受ける場所や運動を実践する場所など

Who　誰が？　誰と？　人の要素：問題解決の主体や，援助者など

What　何を？　内容やモノの要素：目的の内容や，道具など

Why　なぜ？　理由の要素：行動変容の理由，目的，意義など

How　どのように？　方法の要素：方法や手段など

近年では，ここにもう1つのHを加えることもあります。

How much　いくらで？　費用の要素：問題解決のための費用，現状維持の費用

　5W1Hを意識して質問を構成することで，質問の主旨を伝えやすく，かつこれをチェックリストのように意識すれば，過不足なく質問ができます。

過去の悪事への質問は要注意

　面接全般に言えることで，閉じた質問より，開かれた質問のほうが適切な場面が多いのですが，なんでもかんでも開かれた質問にすればよい，ということではありません。

　特に，「あなた」を主語にした，過去に起こった悪いことを聞く質問には注意が必要です。

　例えば，テストで簡単な問題を間違えた子どもに対して，

　「あなた，なんでこんなの間違えたの？」

　質問の形式，という視点でいえば，これは「開かれた質問」です。

　しかし，素直に答えが返ってくることは期待できません。なぜならば，この質問は，質問の形をした叱責，謝罪要求，反省要求になっているからです。

　ましてや，「過去のこと」は変えられません。変えられないことに対しての

叱責は，不協和を生み出すことになり，「エンゲージング」を破綻させかねないのです。

では，どうしたらいいのでしょう？　2つの方法が考えられます。

- 1つ目の方法は，「**変えられない過去**」ではなく，「**変えられる未来**」に関する**質問にしてみる**ことです。

「どうしたら，この問題を間違えずにできたと思う？」

「問題が解けるようになるためには，どうしたらいいかな？」

「次にこの問題がでたら，どう答えようか？」

- もう1つの方法は，**主語を「あなた」ではない質問にしてみる**ことです。

例えば，「問題」を主語にして，

「この問題はどうだった？」「この問題はどこが難しかった？」というような感じです。

叱責するニュアンスはゼロにはなりませんが，少し和らいでいるように感じてもらえるのではないでしょうか。

面接のプロセスと質問

このように，質問をするにしても，エンゲージングの維持を意識する必要は常にあります。また，エンゲージングのみならず，前項で述べたような面接のプロセスに応じた質問をすることは面接を円滑に進めるポイントになります。

喫煙者に禁煙介入をする際に，EFEP の各段階で用いる質問例をあげてみます。とはいえ，本来は同じ文言の質問でも，面接全体の流れのなかでの位置づけや，声の抑揚，ノンバーバルな情報の有無も大事です。「この質問はこの段階でするべきである」という意味ではありませんので誤解のないように気をつけてください。

EFEP と質問例

・エンゲージング

「喫煙についてはどう思われていますか？」

「タバコを吸い続けたい理由はなんでしょう？」

「あなたにとって，喫煙とは？」

・フォーカシング

「健康についてはどう思われますか？」

「あなたが，家の外でタバコを吸うのはどうして？」

「タバコを吸い始める前の自分に戻れたら，どうしたい？」

・エボーキング

「タバコをやめたい気持ちがゼロではないのはどうして？」

「どんな助けがあれば禁煙できそうですか？」

「では，今後どのようにしていきたいと思われますか？」

・プランニング

「では，何から始めましょう？」

「なるほど，では何かできそうなことは？」

「いつから始めましょうか？」

──────── 本項のまとめ ────────

- 質問は「開かれた質問」を中心に構成するのが望ましい場面が多いが，「閉じた質問」が使いやすい場面もある。念を押したり，断定したいときには後者が有効である。

- 閉じた質問を開かれた質問に変換できると，応用の幅が広げられる。質問の変換では 5W1H を意識する。

A：是認

是認は発言を続けさせる

皆さん自身が，誰かに話をしているときのことを想像してみてください。相手がどんな反応をしてくれたら，話をしやすいでしょうか。あるいは，話をしにくいのはどんなときでしょうか。

相手が，じっと黙って聞いているときでしょうか。

それとも，ときおり相づちを入れながら聞いているときでしょうか。

私は大学の非常勤講師をしていますので，大学生を相手に授業をする機会がありますが，学生からの反応がないと喋りにくいと感じます。もちろん，授業と関係のない雑談で妨害されるよりはマシなのですが，全く反応のない教室で授業を進めるのはなかなか辛いので，ときおり質問を投げかけたりして反応を得るようにしています。

このように，会話や発話を続けるためには，相手からの反応が欲しくなるものです。否定的な反応であってもないよりはマシですし，好意的な反応であればなおさら話を続けやすくなります。

つまり，**クライエントの発話には反応する。そして，これが「是認」の基本的な考え方**です。

スピリッツ・行動としての是認

第3章で扱っている「アクセプタンス(受容)」にも名詞としての是認(affir-mation)という要素がありましたが(81 ページ)，本章で扱うのは治療者の行動としての是認，つまり動詞としての是認(affirming；affirm の現在分詞形)です。

厳密に言うと，スピリッツとしての是認（affirmation）は面接全体にかかる支柱ですから，行動としての是認（affirming）を支えるのものです。そして，是認（affirmation）は，行動としての是認（affirming）以外のカウンセラーの行動，すなわち，質問にも，聞き返しにも，サマライズにも，スピリッツとしての是認（affirmation）は必要です。

　また，行動としての是認（affirming）にも，スピリッツとしての是認（affirmation）以外の要素である，パートナーシップもコンパッションもエボケーションも大事です。

　ですから，スピリッツとしての是認（affirmation）と，行動としての是認（affirming）は１：１の関係ではありません。

是認は「是認していること」を示すための行動

　ヒトはヒトの心の中を感じる能力はもっておらず，互いに言動を通じてコミュニケーションをとっています。したがって，治療者として相手をどう思っているのかは，何らかの手段を用いて伝えなければ伝わりません。

　そこで，**カウンセラーは「面接におけるカウンセラーの行動」により，「動機づけ面接のスピリッツ」を体現します。**

　すなわち，動機づけ面接における「スピリッツ」と「行動」とはそもそも表裏一体で，そこまで厳密に分類（区別）する必要はないように感じています。

言動＝言語的＋非言語的

　是認（affirming）に限ったことではないのですが，コミュニケーションの方法は，言葉に発する言語的コミュニケーション（バーバル・コミュニケーション：verbal communication）と，言葉には発せずに表情や手の動きなどで示す非言語的コミュニケーション（ノンバーバル・コミュニケーション：non-verbal communication）に大別されます。

非言語的コミュニケーション

　ときに，非言語的（ノンバーバル）コミュニケーションのほうが重要であるという論を見聞きすることがあります。しかし，私自身の解釈としては，それは半分は正しく，半分は間違っていると考えています。

クライエントを誤解する

　たしかに，相手の潜在意識が，ノンバーバルに表出されることはあります。「顔が曇っている」のように慣用句的に表現されることもありますし，「腕を組んでいるから，相手は心を開いていない」とか，「手をせわしなく動かしているから嘘をついている」といったようなことが，実際に相手の気持ちを表している"こともある"のはよく知られています。

　いわゆる「何気ない動作」は，相手が意図していなければ，より本能的な行動であると解釈されますから，隠しきれない本心を表している，だから，他者の真意を読み取るときには，言語よりも非言語的な情報が頼りになる……という説明です。

　しかしながら，現代のような情報化社会では，このような「本能的な行動が自分の本心を伝えてしまうかもしれない」ということは，比較的多くの人が認識しており，それは目の前のクライエントにとっても例外ではありません。

　「腕を組んでいると警戒していると悟られてしまう，そうであるならば，この人と話をするときにはあえて腕を組まずに，警戒していることを悟られないようにしよう」くらいのことは，どんな人でも普通にやっていることだったりするのです。

　平たく言ってしまえば，非言語的コミュニケーションは，意図的にコントロールされうるものになってしまっているのです。

　もちろん，それが本当に自然に表出された非言語的コミュニケーションの場合もありますから，情報として認識することは重要です。しかし，過度にそれに捉われると，本心を見誤る原因にもなりますから注意が必要です。

カウンセラーも誤解される

　一方で，クライエントは，意識しているか，否かは別として，我々の非言語的コミュニケーションから影響を受けています。

　我々には全くそのつもりがなくても，

「あの医者は椅子に浅く座ってふんぞり返っていて，偉そうに喋っていた」

「カウンセラーのくせに時間を気にしていた，時計をチラチラみていたから」

などとクレームが入った，なんていう話も珍しいことではないでしょう。

非言語的コミュニケーションは誤解をうみやすい

　非言語的コミュニケーション(ノンバーバル・コミュニケーション)は相手に伝わりやすい一方で，正確性に欠け，互いに誤解をしやすいという特徴をもっている，ということです。

　だからこそ，カウンセラー側から発する「非言語的コミュニケーション」には，相応の注意を払う必要があります。

　そして，それを意図的にコントロールすることで，カウンセラーの気持ちをクライエントに伝えることも可能になる場合もあります。

　しかしながら，カウンセラーが意図的に行ったことでさえ，言葉ほどには正確には伝わらないので「正確に伝わっていないかもしれない」という意識をもつことは大事です。

是認を示す非言語的コミュニケーション

　しかし，単純な意思伝達であれば，これをうまく使って，言葉を発することなく，相手の話を是認しながら聞くことができます。

　適度な頻度の軽いうなずき，軽いジェスチャー，アイコンタクト，柔和な表情，適切な微笑み，などです。練習してみましょう(→仲間を集めて練習しよう⑥)。

仲間を集めて練習しよう⑥：非言語的コミュニケーション編

2人組のワークです。

1人は話し手，もう1人は聞き手です。

話し手は，自分がかつて熱中した（良いこと）について，聞き手に話します。

話し手は，2回とも，同じ話をしてください。

聞き手は，それぞれ，下記の態度で聞いてください。

1回目

聞き手は，姿勢や表情を変えずに話を聞いてください。

1分で終了です。

話し手はどのように感じたのか，感想を書き留めておいてください。

2回目

聞き手は「うなずき」や「相づち」を打ちながら聞いてください。

1分で終了です。

話し手はどのように感じたのか，感想を書き留めておいてください。

役割交代

話し手と，聞き手の役目を交代して，もう1度行ってください。

（練習⑥は以上です）

過剰な相づちは喋りにくくなる

練習してみていかがだったでしょうか。

話し手として，どう感じたでしょうか。

話しやすかったのはどちらでしょう？

おそらく，ほとんどの人が，2回目のほうが話しやすかったのではないでしょうか。

ただし「2回目のほうが話しにくかった」という感想が出る可能性も十分にあります。

相手を見すぎていたり，うなずきの頻度が多すぎたりした場合です。

漫才コンビ「昭和のいる・こいる」のボケ担当，昭和こいるさんのギャグに「ヘーヘーホーホー」や「はいはいはいはいはいはい」「そうかい，そうかい」と小刻みに何回も細かくうなずいて，相方の昭和のいるさんを困らせる，というのがありますが（ご存じの読者は筆者と同じ昭和世代？），話をしているほうも，適度に相づちを入れられるのは嬉しいけれど，入れられすぎると喋りにくくなる，というわけです。

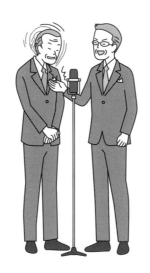

是認を示す言語的コミュニケーション

　厳密に言えば，昭和こいるさんのギャグは非言語的コミュニケーションと言語的コミュニケーションのあわせ技です。

　何度も繰り返さず，「ほう」「ふんふん」「なるほど」のような，短い相づちや，相手の発言の一部を短く繰り返すこと（単純な聞き返し）も，有効な是認となります。

　こうした言語による是認は，日常生活でも，例えば友だち同士の会話などにも頻繁に使われていると思います。

　例えば，「昨日は彼女と新しくできたお店でハンバーガー食べてきたんだ」などという他愛もない一言に対しても，

→昨日は……，いいねぇ

→へぇ，彼女とねぇ……

→あ，あの新しいお店……

→そうなんだ，ハンバーガーを……

と，何通りもの「是認」ができます。

オペラント条件づけ

　ここで，是認の直接的な効果というわけではありませんが，是認の有効性を裏付ける有名な動物実験があるので紹介したいと思います。

　それが「スキナー箱」の実験です（図 4-3-1）。その名に冠されるとおり，バラス・フレデリック・スキナー（Burrhus Frederic Skinner）という心理学者が考案しました。この研究に代表される一連の研究によって，スキナーは「行動分析学の創始者」とまで称されています。

　このスキナー箱は，少々複雑な構造をしているのですが，最も重要なポイントは，箱の中に「レバー」が設置されている，という点です。このレバーは「押されると餌が出てくる」仕組みになっています。

　さて，レバーが設置された箱の中にネズミを入れるとどうなるでしょう？

もちろん，ネズミは「レバーを押せば餌が出てくる」なんてことは知りません。しかし，箱の中でじっとしているわけでもありません。

　ウロチョロしているうちに何らかの拍子でレバーを押すこともあります。すると餌が出てくる。ネズミはそれを食べる。

　最初のうちは，偶然に生じる「なぜか知らんけど餌が降ってくる」現象に，ネズミは戸惑いながら（かどうかは知りませんが），（勝手に）餌が出てくるからそれを食べる，という行動を「散発的に」とるだけです。

最初のうちは

レバーの近くに行くと，ときどき餌がもらえる。

でも……

　　レバーをなめても餌は出ない

　　レバーに噛み付いても餌は出ない

　　レバーを引っ張っても餌は出ない（ネズミがレバーを引っ張ることができるのかどうかは不明ですが）

　　ただ，レバーを押したときだけは餌が出る！

ある法則（餌が出る決まり）に気づくまで，ネズミは試行錯誤を繰り返します。

　　レバーに近づいても餌は出ない

　　レバーをなめても餌は出ない

　　レバーに噛み付いても餌は出ない

　　レバーを引っ張っても餌は出ない

　　→レバーを押したら餌が出る！

繰り返して学習する

　　レバーに近づいても餌は出ない

　　レバーをなめても餌は出ない

　　レバーに噛み付いても餌は出ない

　　レバーを引っ張っても餌は出ない

　　→レバーを押したら餌が出る！

何度も何度も繰り返し，ネズミは「レバーを押したら餌が出る」ことを学習します。第2章の2-2「ヤーキーズ・ドットソンの法則」でも触れたように（19ページ），ここでネズミ（マウス）は，何らかの結果を予測して行動をとっているのではなく，いろいろな行動をとり，その結果を確認しながら学習をする……試行錯誤学習を行っているのです。

　こうして，ネズミは「餌をもらうためにレバーを押す」という行動をとるようになりました……つまり，ネズミの行動が学習により変化したわけです。

　このように学習により，自発的な行動を変えるようになる現象がオペラント条件づけ，operant conditioning です。ちなみに，オペラントは「自発的に行動する」を意味するオペレート（operate）からの派生語です。

　なお，条件反射の実験例としては「パブロフの犬」が有名ですが，あの犬は，餌をもらうときの**先行刺激（ベルの音など）**に反応して唾液や胃液を出していますが，自発的に行動をしたわけではありません。

　よって「パブロフの犬」的な条件反射は，オペラント条件づけに対して，反応がより能動的であることから，「レスポンデント（respondent）条件づけ」

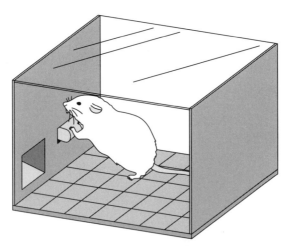

図 4-3-1　スキナー箱の実験

ネズミは繰り返して学習し，餌をもらうためにレバーを押す。

などと呼ばれたりします。

　レバーを押すともらえる餌は，ネズミにとってみたら「報酬」に相当します。**餌がもらえることにより「レバーを押す」という行動が強化されるので，強化子（reinforcer）と呼んだり，後に述べる"罰"と区別するために"正の"強化子，あるいは強化刺激などと呼んだり**もします。

　なお，この場合の強化子は，結果的に「行動を増やす」ものをさします。満腹のときに餌をもらっても，レバーを押すようにはなりません。この場合は，同じ餌であっても，強化子とはなりません（Note）。

行動と強化子の関係

　是認とやや"ズレ"てきますが，重要なので解説します。

　では「レバーを押したら餌をもらえる」ということを学習したネズミに，レバーを押す前に餌をあげたら，レバーを押してくれるようになるのでしょうか。もちろん，そんなことはしませんね。

　餌を先にもらったら，それでおしまい。その餌に対する行動はとりません。もっと欲しければレバーを押すかもしれませんが，それは「次の餌」を要求する行動であり，餌をもらったことに対するお礼ではありません。つまり，強化子は「行動の後」に提示されることで，強化子としての役割を果たします。

　また，レバーを押してから，餌がもらえるまでの時間を変えたらどうなるでしょうか。レバーを押した直後に餌をもらえれば，ネズミはすぐにレバーを押すことを覚えます。一方で，レバーを押してから数秒たって餌がもらえる仕掛けにしておくと，即時に餌がもらえる場合に比べてレバーを押すようになるまでの試行回数が増え（学習の効率が低下する），さらに秒数も伸ばせば，レバーと餌の関係は全く学習されず，偶発的にレバーを押すことが繰り

返されるだけになります。

　すなわち，行動から強化子を得るまでの時間が，短ければ短いほど，効果的なのです。

先行刺激と行動

　また，先行刺激と行動を組み合わせた実験も行われました。

　何もないときにレバーを押しても餌はもらえないけれども，ブザーが鳴ったとき(先行刺激)にすかさずレバーを押すと餌がもらえる，という実験です。

　もちろんこれも，最初は偶然です。

　ブザーの音とは関係なしに，レバーを押したり押さなかったりしていたネズミが，次第にブザーとレバーの関係に気づき，やがてブザーの音に反応してレバーを押すようになります。ブザーという"先行刺激"により行動が誘発されて報酬を得るようになるのです。

報酬が得られなくなったとき

　レバーを押したら餌をもらえると学習したネズミが，餌をもらおうとレバーを押したときに，餌が出てこなくなったらどうなるでしょう？

　ブザーに合わせてレバーを押しても餌が全くもらえなければ，まもなく，ネズミはレバーを押さなくなります。

　そりゃそうです。人間も，誰かにこれだけ給料をやるから働いてくれ，と言われて働いているのに，いつまでたってもその給料がもらえなかったら，そんな仕事を続けることはありません(給料以外に報酬があれば考えるかもしれませんが)。

　強化子が取り除かれると，その行動はだんだん行われなくなり(**弱化**)，やがて全く行われなくなるのです(**消去**)。

負の刺激への反応

さて，このスキナーの実験には，さらに続きがあります。先の実験では，レバーを押すと餌がもらえました。餌は「正の強化子」ですね。

では，反対に，レバーを押したときに，箱に電流が流れてショックを与えられたら，ネズミの行動はどう変わるでしょうか。**このときの電撃は，餌とは反対の刺激ですから，「負の強化子」，あるいは嫌悪刺激，嫌子などと呼んだりします。**

レバーを押したら餌をもらえると学習したネズミが，餌をもらおうとレバーを押したときに電撃を受けるのです。ネズミの立場からしたらたまったものではありません。おそらく混乱もするでしょう。餌が全くもらえず，電撃ショックだけが繰り返されるような実験では，ネズミはすぐにレバーを押さなくなりそうだ，ということは想像できるかと思います。

ところが，ここで，ときどきは電撃ショック(ときどきは餌)を与える状況がつくられたらどうなるでしょう。悲しいかな，餌がもらえるかもしれないと思うと，電撃ショックを受けるリスクを犯しても，レバーを押しに来てしまうのです。

そして，レバーを押しても電撃ショックがなく，ときどき餌が出てくるだけになれば，ネズミはすぐさま，レバーを押し続ける生活に戻ってしまいます。

つまり，ここから想像するに，**負の刺激，例えば「説教」には行動を変えさせる力はない**，ということなのかもしれません。

ヒトに置き換えると

延々とネズミの実験について説明しましたが，この実験を考案したスキナーは「ヒトの」心理を研究する心理学者です。その論理的背景を得るための手段として，動物実験を行い，それをヒトの振る舞い，特に行動の変化に寄与できるのかを研究しました。

現在のヒト社会においても，その理論により裏付けされたものが，いろいろあります。例えばポイントカードです。ポイントカードをもっている店で買い物（行動）をすると，ポイント（**強化子**）がもらえる，代金と商品が等価で交換されているので，ポイントのぶんは（本当はあらかじめ商品の代金に織り込まれているのだとしても）お得に感じ，その店での買い物が強化され，繰り返し買い物をするようになる，というわけです。これをトークン・エコノミー法と呼んだりします。

「望ましくない行動」に対しては，罰を与えるのではなく，インセンティブ（報酬）を削減する方法が推奨されるのもこの理論によるものです。

動機づけ面接における是認

では，それを動機づけ面接のなかではどのように扱うのか。

スキナーによれば，行動に対し，正の強化子が得られたら，その行動が強化される，のでしたね。面接において強化したい（増強したい）相手の行動とは，ずばり「発言」です。

相手の発言が多ければ多いほど，（維持トークも入りますが）絶対量としてのチェンジトークが増えることになります。チェンジトークを拡大できれば，行動変容につながる発言（コミットメント発言）へとつなげやすくなりますので，クライエントの発言は多いほうがいいのです。

そこで，**特にエンゲージングの段階においては，相手の発言がどのような内容であっても区別することなく是認し，発言量そのものを増やすことに注力します。**

是認の注意点

ここで注意するのは，相手の発言内容の是非は問わない，という点です。**一義的には，是認は，相手の発言を強化するために行うものです。**好ましくない内容を是認することに抵抗を感じる人もいるかもしれませんが，相手の行

返事をすると怒られる !?

　万引きをして捕まった子どもを引き取りに行ったお母さん，涙ながらに子どもに詰め寄りました。「あんた，なんでこんなことしたの！」

　「だって，○○君が，盗んでこいって言ったんだもん……」子どもはうつむきながら答えました。

　「あんた，○○君の言うことだったらなんでも聞くの？　○○君が死ねって言ったら死ぬの？」お母さんのお説教は続きます……。

　さて，この子は，この経験から何を学ぶでしょうか。

　スキナーが行ったネズミの実験を思い浮かべながら，子どもの行動や経験を時系列に確認してみましょう。

> ○○君に命令された → 万引きをした → みつかった → 親を呼ばれた → 親が来て「質問」を受けた → 親の質問に答えた → 親から叱責された

　ここで親から受けた叱責を，行動抑制を引き起こす「負の強化子」とみなすと，これが子どもの「どの行動」に影響を与えることになるでしょうか。

　強化子が最も強く影響を与えるのは，直前の行動に対してです。では，叱責される直前の「子どもの行動」はなんでしょうか。

　それは「親の質問に答えた」ですね。万引きをしたのは，それよりずっと前の行動です。

　すなわち，親の叱責は「親の質問に答えた」ことに対して負の強化子として作用してしまいますが，「万引き」に対してはほとんど影響を与えないのです。

　その結果，「親の質問には答えたくない」という条件づけが行われてしまいます。残念ながら，叱責の結果は「悪いことをしなくなる」ではないのです。

　では，どのように受け止めればよかったのでしょうか。

　そうです，「親の質問に答えた」という行動自体を是認するのです。内容の善悪の判断は，いったん棚上げします。

　「そうなんだ，○○君に言われたんだ。正直に言えたね……」と。

　このように，いったん受け止め，そのうえで，問題行動を繰り返さないようなアプローチを試みるのです。その際には「子どもが変えることができること」に焦点をあてます。変えることができることとは，すなわち「未来」と「自分」です。

　「じゃあ，次に……明日とか，明後日とかに，○○君から，もう一度盗ってこいって言われたら，なんて答えたらいいかな？」

　子どもは，○○君が怖くて何も言えないかもしれませんから，強く約束させる必要はありません。「○○君に，イヤだって言いたい気持ちが少しはあるんだね……」と，肯定的に，かつ「弱めに」受け止めることができれば，少なくとも「親の質問には答えたくない」という強化は行われないのではないでしょうか。

動を変えるための戦略としての是認なのです。

　また，是認と肯定はベツモノです。好ましくない内容を肯定する必要はあ
りません。第3章の「A：アクセプタンス（受容）」の項を思い出してください
（77 ページ）。

　例えば，「酔うとどうしても子どもを殴っちゃうんですが，お酒がやめられ
ない」
のような発言があったとします。これを肯定するわけにはいきませんよね。

　しかし，「そうですか」「そうなんですね」「なるほど」「正直にお話してく
ださってありがとうございます」
のように，"発言行動を是認"することは可能です。

　相手の発言が続けば，そのうちに，
「だから，家ではお酒を飲むのをやめたいと思うんですけどね……」
などと言ってくるかもしれません。

　もちろん「行動変容に好ましい発言」は，肯定的に応じて構いません。

　好ましくない発言 → 是認

　好ましい発言 → 肯定＋是認，という方向性です。

　　　　　　　　　　　　　　　　本項のまとめ

- 是認は相手の「発言」という行動を強化するために用いる。内容の是非は問わ
  ず，発言行動自体を是認することで発言を増加させ，チェンジトークを引き
  出す。
- "是認"は"肯定"とは異なり，発言内容の善悪を判断して行うものではないこ
  とに注意する。

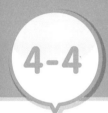

R：聞き返し（基礎編）

単純な聞き返し，複雑な聞き返し

　聞き返し（reflection）は動機づけ面接の中核的なスキルです。

　一番簡単な聞き返しは，相手の言葉をそのまま返す，いわゆる「オウム返し」と呼ばれるものです。動機づけ面接ではこれを，そのまま「単純な聞き返し」と呼んだり，あるいは，英語の simple reflection の頭文字をとって，SRと呼んだりしています。

　単純な聞き返し（SR）＝オウム返しと捉えていただいて問題ありません。

　それに対して，相手の考えや価値観に思いをはせて，治療者が想像で補った内容を確認するように行うのが「複雑な聞き返し」です。 単純な聞き返し（SR）に対して，英語の complicated reflection の頭文字をとって，**CR と呼んだりします**(Note)。

トーマス・ゴードン・モデルと聞き返し

　単純な聞き返しにしろ，複雑な聞き返しにしろ，その目的は相手の発言の意図を確認することにあります。

　ここで第3章で触れた，「トーマス・ゴードン・モデル」（74ページ）を思い返してみてください。

　我々（相手）が見聞きできるのは相手（我々）の言動だけですが，
（第一のエラー）その言動は必ずしも相手の思考を正確に表現しているとは限らない，
（第二のエラー）我々は相手の言動を正確に聞き取れるとは限らない，
（第三のエラー）我々は見聞きした相手の言動を正確に理解できるとは限らない

と，3段階においてそれぞれ「誤解」するリスクをもっている，というお話です。

そのイメージでいえば，第二のエラー（聞き間違い）を解消するスキルが「単純な聞き返し」です。「あなたは○○と言いましたね」と，発話そのものを「確認する作業」と位置づけられます。

それに対して，第一と第三のエラーの複合体として生じる「相手の思考」と「我々の理解」が一致しないというエラーを解消するために用いられるのが「複雑な聞き返し」です（図4-4-1）。つまり「あなたの言いたいことはこういうことですね？」という確認をするための作業が複雑な聞き返しというわけです。

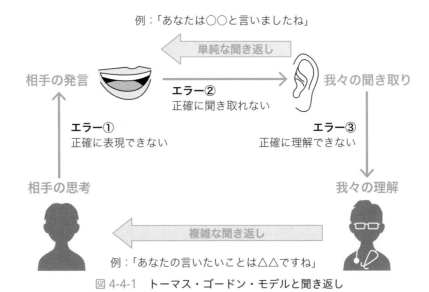

図4-4-1　トーマス・ゴードン・モデルと聞き返し

2つの聞き返しを応用する。第二のエラー（聞き間違い）を解消するのが「単純な聞き返し」。第一と第三のエラー（「相手の思考」と「我々の理解」が一致しない）を解消するのが「複雑な聞き返し」である。

チェンジトークを聞き返す

　すなわち，複雑な聞き返しは，相手の本当に言いたいことを，さらには考え方や価値観を探るために用いる技術なので，単純に言い換えただけでは不十分です。

　また，前項の「A：是認」で説明したとおり（128 ページ），人は，行動を是認されると，その行動を続けていきます。しかし，反対に，相手が無視した場合には，その行動は取らなくなっていきます（消去）。

　そこで，聞き返しは，この性質を応用して（基本的には）好ましいと思われる発言，すなわちチェンジトークに対して重点的に行っていきます。

チェンジトークか，維持トークか

　チェンジトークを聞き返すためには，相手の発話のなかから，どの部分がチェンジトークなのかを見定める必要があります。

　ところが，同じ内容の発言であっても，面接の目的によって，それがチェンジトークに該当するのか，維持トークに該当するのかの判断が変わることがあります。ここで，1 つ例を見てみましょう。

　糖尿病で通院中の喫煙者に禁煙を勧める場面です。

　「体に悪いのはわかっているし，吸う場所もなくなっているけど，タバコをやめたら太るっていうし，違法薬物ってわけでもないでしょ」と言い返されてしまいました……。

　このクライエントの発言には，以下の 4 つの要素が含まれています。

(1)（タバコが）体に悪いのはわかっている
(2)（タバコを）吸う場所もなくなっている
(3)　タバコをやめたら太るっていう
(4)（タバコは）違法薬物ってわけでもない

これをそれぞれ，標的行動を「禁煙」と考えた場合に，治療的な視点において好ましいと思われる発言(チェンジトーク)と，好ましくないと思われる発言(維持トーク)に分類してみましょう。

　表面的に振り分けてみると，以下となります。

チェンジトーク(治療的に好ましい，"行動を変えたい"要素をもつ発言)

(1)体に悪いのはわかっている

(2)吸う場所もなくなっている

維持トーク(治療的に好ましくない，"行動を変えたくない"要素をもつ発言)

(3)タバコをやめたら太るっていう

(4)違法薬物ってわけでもない

　もしかしたら，すでにある程度まで動機づけ面接を学んでいるという方や，この本を読むのが2回目以降だという方は違う意見をもつかもしれませんね。たしかに，表面的には維持トークのようにみえる(3)も(4)も，深く考えると"治療的に好ましい発言の要素"を含んでいるので，チェンジトークとして利用することは可能です。

　しかし，それについては後で触れますので(161ページ)，とりあえずここでは，単純に上記のとおりに振り分けるということでお付き合いください。

▌聞き返しの鉄則：語尾を下げる

　原則「聞き返しはチェンジトークに対して行う」というところに注目し，この発言への「単純な聞き返し(SR)」をするのであれば

(1)SR：体に悪いのはわかっている……

(2)SR：吸う場所もなくなっている……

と，いった感じです。

　ここで，語尾が「……」で表現されていますが，ここが最大の注意点です。

　役者になったつもりで，次の文を「声に出して」読んでみてください。

A：「体に悪いのはわかっている？」

B：「体に悪いのはわかっている……」

Aは語尾が上がってしまうのではないでしょうか。

　すると「閉じた質問」のようになってしまいます。「ホントにわかってんの？」という疑いのニュアンスや，叱責のニュアンスを感じさせ，相手に悪い印象を与えかねません。

　一方で，Bはあまりそういう感じにはなりませんよね（図 4-4-2）。

　聞き返しの最大のコツは「語尾を下げる」ことにあるのです。

　「語尾を下げる」という意識をもって，Bの文を何回か声に出して読んでみてください。

　「体に悪いのはわかっている……」

　「体に悪いのはわかっている……」

　「体に悪いのはわかっている……」

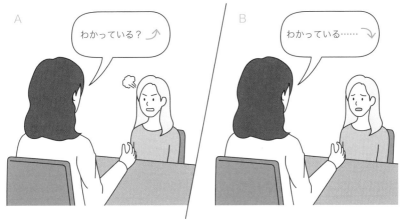

図 4-4-2　聞き返しでは語尾に注意する

言い換え程度であれば「単純な聞き返し」

　ここで，文章を書き換えて

(1)SR：健康には悪いと思う……

くらいに「言い換え」をすると，どうでしょうか。

　単純なオウム返しではありませんが，「体に悪い」を「健康に悪い」に変えただけですから，その意味はほとんど変化していないように感じられるのではないでしょうか。

　これは「言い換え（rephrase）」と呼ばれる，別表現や同義語に置換する作業で，相手の考えや価値観に触れるような深みはありません。

　ですから，このあたりの聞き返しも**「単純な聞き返し」の亜種**ということになります。

「複雑な聞き返し」とは？

　「複雑な聞き返し（CR）」をしていくには治療者の想像力が必要になります。すなわち，相手の発言そのものには表現されていないような，意味や感情や価値観などを明確にしていく作業を行っていくのです。

(1)体に悪いのはわかっている

という発言に対しては，

→(1)CR：このままだと，糖尿病以外の病気にもなるかもしれないとは思う

　　　　　……

(2)吸う場所もなくなっている

という発言に対しては，

→(2)CR：吸い続けるのも面倒くさい……

というように，相手の発言を“意訳”して伝え返す，ということです。

　なお，**ここでも「語尾を下げる」のが重要です。**

　ここまでの範囲を練習してみましょう。複雑な聞き返しは重要ですので，3段階に分けて練習していきます（→仲間を集めて練習しよう⑦〜⑨）。

仲間を集めて練習しよう⑦：聞き返し編（ステップ1，伝え返して反応をみる）

3人組の練習です。
1人がクライエント役，2人はカウンセラー役です。

クライエント役　カウンセラー役

手順

❶クライエント役は「自分の内面的な長所や好きなところ」を，抽象的な一言で述べます。（以下は不適切です。×身体的な特徴，×具体性のある内容）

例）私は積極的です，私には向上心があります。

　（×美人です，×視力が良い，×新しい仕事でもものの怖じしない）

❷カウンセラー役の2人は，交互に，クライエント役が言った言葉のより具体的な意味を想像（仮説）し，「それは○○ということですね？」と確認のための質問をします。（×言い換え，×反対語の否定）

例）それは，新しい仕事を進んでやるということですね？

　それは，知らない人とすぐにうち解けるということですね？

　（×アクティブということですね，×消極的でないということですね）

❸クライエント役は，カウンセラー役の仮説に「はい」「いいえ」だけで答えます。

❹上の2，3を各カウンセラー役が5回ずつ繰り返す。（クライエント役は計10回返事する）

❺完了したら，それぞれの立場での感想を記録する。

❻役割を交代し，繰り返す。

（練習⑦は以上です）

> **注意：**
> 　この練習はテンポよく行うことが大事です。議論のために作業を中断しないでください。カウンセラー役が仮説を出せないときはパスして構いません。
> 　この練習の目的は，カウンセラー役がクライエント役に「はい」と言わせることではありません。的外れの内容であっても，いろいろな状況を想像し，伝え返してみて，クライエントの反応を確認してみましょう。

説明の都合上，想定される練習風景を再現してみます。

👤 私の長所は「面倒見がいいこと」です。

🅐 それは，頼まれごとを断らない，ということですか？

👤 はい

🅑 それは，後輩に慕われている，ということですか？

👤 はい

🅐 それは，よく人に食事をおごる，ということですか？

👤 (笑)いいえ

🅑 それは，部活などで部長をやっていた，ということですか？

👤 あ，はい！

🅐 それは……困っている人を見たら助けに行く，ということ？

👤 まあ……はい，ですね，はい。

🅑 じゃあ，それは……う……パス！

🅐 それは，子どもの宿題を手伝う，ということ？

👤 あ……はい……かな，得意な教科だけなら……

🅑 それは，おうちでは家事もよくやる，ということ？

👤 いいえ！

🅐 つまり，それは，職場に限る，ということ？

👤 いいえ……だな，うん，いいえ。

🅑 家ではやらないけど職場限りではない……。あ，それは，地域の活動とかに積極的に参加するということ!?

👤 はい！

このような流れになったのではないでしょうか。

ここで，まず確認していただきたいのは，クライエント役の考える「面倒見がいい」ということと，カウンセラー役の２人が考える「面倒見がいい」ということが，必ずしも一致していない，ということです。

カウンセラーＡは「面倒見がいい」を「食事をおごる」ことと仮定しましたが，クライエント役はそれに笑いながら「いいえ」と答えていますし，カウンセラーＢが仮定した「家事をする」には強い口調で否定していますね。

ここにもう１つ確認すべきポイントがあります。

同じ「いいえ」にも，笑いながら答えることもあれば，強い口調で答えることもあったのではないかと思います。

もちろん「はい」についても同様です。カウンセラーＡから「宿題を手伝う」という仮説を示されたときは迷いながら，カウンセラーＢから「部長をやっていた」と聞かれたときや最後に「地域の活動に参加する」という仮説を示されたときには力強く「はい」と答えています。

言語としては同じ「はい」「いいえ」であっても，そこに含まれる情報は「はい」「いいえ」だけではない，ということですね。これは前項で説明した，非言語的コミュニケーション（ノンバーバル・コミュニケーション）です（130 ページ）。

クライエント役の視点

クライエント役の視点でも考えてみましょう。

最初のうちは，課題に沿って「はい」「いいえ」だけで答えていますが，徐々にそれが崩れてきていますね。

特にカウンセラーＡが示した「宿題を手伝う」という仮説に対しては，思わず「得意な教科だけなら」と，「はい」になる条件が限定的であることを示しています。また，「（面倒見がいいことは）職場に限る」という仮説についても，きっぱり「いいえ」と言い切れず，言いよどんでいます。

つまり，クライエント役は，カウンセラー役が示す仮説に対して，きっぱり「はい」「いいえ」と答えられる場合と，きっぱりと決めきれない場合がある，ということです。そして，クライエント役が説明を加えたくなってしまってい

るのは，きっぱりと決められない場面が多いようですね。

　実際の面談では，クライエントに答えを限定させることはありませんが，クライエントが言いよどんだり，答えに迷ったりしているような場面にこそ，新しい情報が隠されているかもしれないということです。

　そして，「はい」「いいえ」で答える「閉じた質問」が連続する面接を受けてみて，クライエント役はどんな印象を抱いたでしょうか。また，どのような影響を受けたでしょうか？

　もしかしたら，クライエント役からは，考えなくてもよかったから楽だった，という感想も出てくるかもしれません。一方で，もどかしかった，痒い所に手が届かない感じだった，あるいは，決めつけられているようで不快に感じた，などという，ネガティブな感想もあったのではないでしょうか。

　この原因を極端に表現してしまうと，質問には，「答えなさい」という指示・強要・命令といった要素が含まれていると捉えられてしまう可能性があるからなのです。

　そこで，同じような確認作業であっても，「聞き返し」を用いることで，クライエントに抱かれがちな不快感を和らげようというわけです。

　すなわち，聞き返しは，「私はあなたの発言をこう受け取りましたよ」と伝え，カウンセラーの理解をクライエントに伝え返す，という作業になります。

　しかしながら多くの場合，私たちの会話は，ともすればほとんどが質問とその答えで進行しがちです。定期通院されている患者への声掛けも，閉じた質問の連続で終わらせてしまうことも可能です。

「体調に変わりありませんか？」

「お薬は飲めていますか？」

「処方はいつもどおりでいいですか？」

「次は4週間後ですがいいですか？」，といった具合です。

　聞き返しだけで面接を進められるようになるためには，部分練習をしていく必要があります。

そこで，次のステップに進みます（→仲間を集めて練習しよう⑧）。

仲間を集めて練習しよう⑧：聞き返し編（ステップ2，語尾を下げる）

ステップ1と違うのは，カウンセラー役が，質問ではなく，聞き返しを用いて確認作業をする点のみです。

3人組の練習です。

1人がクライエント役，2人はカウンセラー役です。

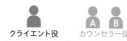

クライエント役　**カウンセラー役**

手順

❶クライエント役は「自分の内面的な長所や好きなところ」を，抽象的な一言で述べます。（以下は不適切です。×身体的な特徴，×具体性のある内容）

例）私は積極的です，私には向上心があります

　（×美人です，×視力が良い，×新しい仕事でももの怖じしない）

❷カウンセラー役の2人は，交互に，クライエント役が言った言葉のより具体的な意味を想像（仮説）し，「それは○○ということ……」と語尾を下げることを意識して聞き返しを行います。（×言い換え，×反対語の否定）

例）それは，新しい仕事を進んでやるということ……

　　それは，知らない人とすぐにうち解けるということ……

　（×アクティブということですね，×消極的でないということですね）

❸クライエント役は，カウンセラー役の仮説に「はい」「いいえ」だけで答えます。

❹上の2，3を各カウンセラー役が5回ずつ繰り返す。（クライエント役は計10回返事する）

❺完了したら，それぞれの立場での感想を記録する。

❻役割を交代し，繰り返す。

（練習⑧は以上です）

> **注意：**
> 　語尾を下げることに集中したワークです。クライエント役の「長所」や，カウンセラー役の確認の内容は，ステップ1に出てきた文言をそのまま使って構いません。

先の例にならって，こちらも想定される練習風景を再現してみます。

👤 私の長所は「面倒見がいいこと」です。

🅐 それは，頼まれごとを断らない，ということ……

👤 はい

🅑 それは，後輩に慕われている，ということ……

👤 はい

🅐 それは，よく人に食事をおごる，ということ……

👤 (笑)いいえ

🅑 それは，部活などで部長をやっていた，ということ……

👤 はい！

🅐 それは……困っている人を見たら助けに行く，ということ……

👤 はい

🅑 それは，子どもの宿題を手伝う，ということ……

👤 はい

🅐 え，それ，さっき僕が使ったやつじゃん！　えっと，じゃあ，家事もよくやる，ということ……

👤 いいえ！

🅑 つまり，奥さんの面倒を見るつもりはない……

👤 いや，そういうことでは……いいえ！　いいえ……です！

🅐 家の中よりは，家の外で，誰かの役に立ちたい……

👤 はい！

🅑 人に感謝をされるのは好き……

👤 はい！

内容は先ほどのステップ1とほとんど同じですね。

カウンセラーが質問を用いなくても，面接を進めることができるということが経験できたのではないでしょうか。

しかしながら，このステップでは，まだクライエントにとっては話がしたりないようです。「はい」とは言ったけれど微妙に違う，「いいえ」とは言ったけれど完全に違うわけではない，といった，いわば欲求不満が残っているのではないでしょうか。

そこで，次のステップです。クライエント役の「はい」「いいえ」の制限を解除し，補足説明をしていただきたいと思います（→仲間を集めて練習しよう⑨）。

仲間を集めて練習しよう⑨：聞き返し編 (ステップ3，情報を加味した聞き返し)

3人組の練習です。

1人がクライエント役，2人はカウンセラー役です。

クライエント役　**カウンセラー役**

手順

❶ クライエント役は「自分の状況や行動で変えたいところ」を，抽象的な一言で述べる。

例）気分を変えたい，能率的にやりたい

❷ カウンセラー役Aは，クライエント役の言ったことの意味内容を「それは○○（ということ）……」と聞き返しをする。

❸ クライエント役は「はい」「いいえ」に続けて，補足説明を加えて答える。

❹ カウンセラー役Bは新しい情報を加味して聞き返しをする。

❺ クライエント役は「はい」「いいえ」に続けて，補足説明を加えて答える。

❻ カウンセラー役Aも新しい情報を加味して聞き返しをする。

❼ クライエント役は「はい」「いいえ」に続けて，さらに補足説明を加えて答える。

❽ 上の4～7を繰り返し，クライエント役は希望の意味内容がある程度明確化できたら終了。

❾ それぞれの立場での感想を記録し，役割を交代し，繰り返す。

（練習⑨は以上です）

こちらも想定される練習風景を再現してみます。

👤 効率的に仕事がしたいです！

🅐 それは，今のやり方が非効率だということ……

👤 はい，時間の無駄が多く，非常に不満をもっています。

🅑 時間が大事だと思われるんですね……

👤 いいえ，かな。時間も大事ですが，無駄な手間が多いのがイヤです。

🅐 無駄な手間をかけたくない……

👤 はい，特に，ハンコを押すのとか嫌ですね，探さないといけないし。

🅑 なるほど，探し物をしたくない……

👤 はい，でも，いつもどこかに行っちゃうんですよ，ハンコ。

🅐 押印に代わる手段が欲しい……

👤 まあ，そうなれば楽なんですけれど……あ，だから，はい，ですね。

🅑 楽をしたい……

👤 そう言われると，いいえ，かな。楽をしたいわけではなくて，効率が悪いのがイヤなんです。

🅐 それで，効率的にやりたい，と……

👤 はい，話が戻っちゃいましたけれど，ハンコ探すのとかほんとにイヤ。

🅑 ハンコがみつけやすければいい……

👤 ははは(笑)そう言われると，はい，かな。いつも自分でどこかにやっちゃってるんですけれどね。

🅐 ハンコをなくしているのは自分……

👤 はい，まあ，そうですね，片付けが苦手なんです。

🅑 ちょっと片付けたら，仕事の効率も少し上がりそう……

👤 はい，そうね，自分の机を片付けろって話ですよね。

🅐 効率を上げるために，机の片付くらいしてみようか，と……

👤 そういうことになるかな。ハンコ業務はなくならないもんな。

🅑 自分の変えられるところから変えてみようか，と……

👤 そうだね，はい，愚痴を言っても変わらないものは変わらないし。この辺でいいでしょうかね，終わりましょう！

練習問題の確認ポイント

　標的行動を「自分の机を片付ける」にして，もう少し続けてみてもいいかもしれませんが，クライエント役自身の希望もあり，練習としてはこのあたりで終了しても十分です。

　では，このステップ3を，ステップ1，あるいはステップ2と比べてみましょう。どのような共通点があり，どのような違いがあるでしょうか。

　明らかな違いは，クライエントの発話量です。ステップ1，2ではそれを制限していたのですから当然のことではありますが，ステップ3の発話量が増えただけではなく，面接の主導をクライエント役が担うようになりました。

　そのため，カウンセラー役は質問内容を考える必要がなく，負担が減っていることに気づいたでしょうか。おそらくステップ1，2のような質問と聞き返しで「仕事を効率的にやりたい」という理由を「ハンコを探すのがイヤ」であることにたどり着くのは至難の業ではないかと思います。

　このように，クライエントのもっている情報を引き出して面接を進めることができるのは，技術的な視点でいえば「新しい情報を加味して聞き返し」を行ったからですが，「スピリッツ」の視点でいえば第3章の「パートナーシップ」や「エボーキング」が活かされてのこと，といえます。

　一方で，「新しい情報を加味した聞き返し」であっても，クライエントの反応

がすべて「はい」にはならず，ときおり「いいえ」が出てくることにも注意が必要です。

　「複雑な聞き返し」は，トーマス・ゴードン・モデルでいうところの，第一と第三のエラーの複合体として生じる「相手の思考」と「我々の理解」が一致しないというエラーを解消することが目的でしたね。

　カウンセラーの視点でいえば，「あなたの言いたいことはこういうことですね？」という確認をすること，すなわち「クライエントの発言そのものには表現されていない内容を，カウンセラーの想像力で補っていく作業」です。

　練習を通じて経験していただいたように，カウンセラーとクライエントとのイメージには"ズレ"があります。複雑な聞き返しを行っても，必ずしもそれが"正解"になるとは限らないのです。むしろ，そこから新しい情報が引き出されることもあります。

　ステップ1の注意に「この練習の目的は，カウンセラー役がクライエント役に『はい』と言わせることではありません。的外れの内容であっても，いろいろな状況を想像し，伝え返してみて，クライエントの反応を確認してみましょう」と書いておいたのはそのためです。そして，それは聞き返し全般に言えることなのです。

「複雑な聞き返し」で価値観を探ろう

　ここで，もう1度，本項の冒頭で想定した以下の場面について考えてみましょう。

糖尿病で通院中の喫煙者に禁煙を勧めたところ，

　「体に悪いのはわかっているし，吸う場所もなくなっているけど，タバコをやめたら太るっていうし，違法薬物ってわけでもないでしょ」と言い返されてしまった……。

- （1）（タバコが）体に悪いのはわかっている
- （2）（タバコを）吸う場所もなくなっている
- （3）タバコをやめたら太るっていう
- （4）（タバコは）違法薬物ってわけでもない

という4つの構成要素をもっており，（1）（2）はチェンジトークの要素，（3）（4）は維持トークの要素をもっている，ということでしたね。

　聞き返しの基本はチェンジトークを拾うこと。そこで，
（2）吸う場所もなくなっている
→（2）CR：吸い続けるのも面倒くさい……
と聞き返してみる，という戦略が立てられます。しかし，聞き返しの内容が必ずしもクライエントにとっての正解とは限りません。

　もしかしたらクライエントに，
　「それはそれで，場所探しがいい運動になるから，面倒くさいとまでは思わないけれどね」と，返されてしまうかもしれません。

　では，この聞き返しは失敗でしょうか。否。クライエントに，「いいえ」と言われたときには「むしろ，そこから新しい情報が引き出されることもある」のです。

　そうです。この発言からは，「運動は大事だと思っている」可能性を見出す

ことができるのです。その理由を突き詰めていけば，もしかしたら「健康は大事だ（だから運動になることはいいことだ）」という価値観をもっていることにたどり着けるかもしれません。

そこまで掘り出せれば，喫煙は「健康は大事だ」という価値観とは矛盾しますから，「もしかしたらタバコはやめたいと思っているのかもしれない」という想像ができるわけです。

隠されたチェンジトーク

ここで，先ほど禁煙させたいという視点で「好ましくない発言（維持トーク）」に分類した，
(3)タバコをやめたら太るっていう
についても，もう1度考えてみましょう。

「タバコをやめたら太るっていう（から，やめたくない）」という主張ですから，禁煙に対しては抵抗を示す発言であると捉えることは間違いではありません。

しかし，糖尿病で通院中であることを念頭におけば，病気の悪化を懸念しているとも想像できます。もちろん，喫煙は健康阻害要素であることは確かですが，糖尿病の悪化もまた，健康阻害要素です。どちらを取るべきかという議論はさておいて，ここから「健康は大事だ」という価値観が示されているわけです。

すなわち「タバコをやめたら太る」という発言に対しては，
(3)CR：糖尿病を悪化させないか心配なんですね……
(3)CR：禁煙で健康を害したくないということ……
と聞き返す，という戦略も取れるということです。

ここにたどり着ければ，健康を守りたい自分の願望と，喫煙を続けることとの矛盾に気づいてもらえるかもしれません。

なお，医学的な評価では，喫煙はインスリン抵抗性を高めることなどがわかっていますから，喫煙自体が糖尿病のリスク因子と捉えられます。そのた

め，糖尿病患者が禁煙をすると，体重の増加以上のメリットが得られることになり，長期的には治療に有利に作用することが知られています。

しかし，これを伝えてしまうのは，まさに我々医療従事者のもつ悪癖「間違い指摘反射」の発動です。第2章で述べたとおり（37ページ），カウンセラーの発する「間違い指摘反射」はクライエントの抵抗を強めてしまい，問題解決からは遠ざかってしまうリスクが高くなります。それを避けるために，動機づけ面接では，面接の初期段階（エンゲージングの段階）ではあえて相手の抱く誤解には触れません。

このような相手が誤解しているかもしれない情報については，面接を進めながら，折をみて「許可を得て情報を提供する」というステップを踏んでいきます。

まどろっこしいと感じるかもしれませんが，相手に"聞く耳"をもたせてから話をすることで，議論になったり，堂々巡りになったりすることを防ぐことができるので，時間の短縮にも役立ちます。まさに「急がば廻れ」というやつです。

(4)違法薬物ってわけでもない

についての捉え方も同様で，"法律は犯したくない"という意識をもっているのかもしれませんし，もしかしたら「タバコが禁止されればやめられるのに」という願望をもっているのかもしれません。

そこで，
(4)CR：タバコが合法であることに矛盾を感じる……
くらいの聞き返しから，話が展開できるかもしれません。

チェンジトークへの聞き返しは「控えめ」に

ところで，
(1)体に悪いのはわかっている
という相手の発言に対して
(1)CR：このまま喫煙を続けていると"今すぐ"死んでしまうんじゃないか……

と聞き返してみたらどうなるでしょう。

　相当に喫煙への不安が強い人が相手であれば，それでうまくいくかもしれませんので絶対にダメとは言いませんが，あまり禁煙するつもりのない人にそんな聞き返しをしても，「そんなわけないだろ」と反発を招いてしまう可能性が高そうです。

　では，

(1)CR：喫煙についても"ちょっと"不安……

と聞き返してみたらどうなるでしょう。

　おそらく，相手が喫煙を続けることについてどういう考えであっても「ちょっと」であれば不安がないとは言えないでしょうから「まあ，少しはね」くらいの返答が得られるかもしれません。他の例も見てみましょう。

　例えば，同じく糖尿病の患者から，

　「運動しなきゃいけないのはわかっているんだけれど，なかなかね……」という発言があったとします。

　それに対して，下記のような複雑な聞き返しをしてみたとします。

A：運動は"絶対にしなければ"ならない……

B：運動も"少し"は必要だと思う……

　Aでは，場合によっては「いや，食事療法さえできれば絶対っていうこともない」と拒否されてしまうかもしれませんね。

　一方，Bであれば「少しはね」あるいは，うまくいけば「少しというか，しっかりやらないとね」くらいの発言が引き出せるかもしれません。

　つまりクライエントにとって，同意しやすいのはBということになります。

　この例に見るように，**チェンジトークに対しては，Bのように「弱め」に聞き返しをされたときのほうが，より現実的な問題として認識されます。**

　それに対して，チェンジトークであっても，Aのように「強め」に聞き返しをされると，その内容が実感を伴わない問題に変化していきます。

　すなわち「強すぎる説得はやる気を失わせる」ことにつながってしまうのです。第2章で紹介した「ヤーキーズ・ドットソンの法則」（19ページ）がここでも効いてくるわけです。

- 「単純な聞き返し」や「複雑な聞き返し」は，主に治療的に有利な方向にある相手の発言を増強(強化)するために行う。
- 聞き返しでは「語尾を下げる」ことが重要。チェンジトークに対する「複雑な聞き返し」は，弱めの表現を意識して，控えめに行う。

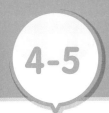
4-5　R：聞き返し（応用編）

複雑な聞き返しの強弱

　基礎編でチェンジトークへの聞き返しは「控えめに」と述べたとおり，人は，自らの発言を弱めに聞き返されると，その内容についてさらに話したくなったり，その内容について実感が維持されたりして，話を発展させていきたいものです。

　対して，強めに聞き返されると，その内容について話すのを中止したくなったり，あるいは，その内容についての実感が薄れ，それを否定したくなります。

強弱の例）

クライエントの発言「タバコが体に良くないのはわかっている」

　（クライエントが同意しやすい）

弱い聞き返し：もしかしたら，タバコが体に悪いかもという不安がある……

　やや弱い聞き返し：少しは体に悪いかもしれないと思う……

　中間的な聞き返し：タバコは体に悪いと思う……

　やや強い聞き返し：体のためにはタバコはすぐにやめたほうがいいと思う……

強い聞き返し：タバコは寿命も縮めるし，絶対にヤバい……

　（クライエントが否定しやすい）

2方向の複雑な聞き返し

　この性質を利用すれば，聞き返しの強弱をコントロールすることで，相手の発言の方向性をある程度コントロールできる，ということになります。

チェンジトークは，増やしていきたいので，**弱めに聞き返す。**

　維持トークは，減らしていきたいので，**強めに聞き返す**，という手段です。

　ただし，強めの聞き返しは，ときに相手に不快感を与え，非現実的な印象を与え「話を聞いていない」「はぐらかされる」「イヤミを言われている」と感じさせ，エンゲージングを破綻させてしまうリスクをはらんでいます。

　よって，基礎編で触れたように「複雑な聞き返し」では，相手の発言のなかから望ましい方向の発言（チェンジトーク）を弱めに聞き返すというのが基本的な戦略です。

　しかし，短時間で面接の方向性を大きく変えたいときなど，チャレンジする価値がある場面においては，応用的な戦略として，相手の発言のなかから，あえて維持トークを「強め」に返すという選択もあります。なお，この技法に心理学的な解釈を加えるなら，**クライエントの「正したい反射」あるいは「間違い指摘反射」を誘導する手段**，ということになります。あくまで，**何らかの事情で「エンゲージングを破綻させてしまうリスクを犯してでも短時間で面接の方向性を大きく変えたい」というようなときに使う緊急的な手段**ですから，初学者にお勧めはできません。

チェンジトークと維持トークを見分けよう

　チェンジトークを弱めに聞き返すにしろ，維持トークを強めに聞き返すにしろ，チェンジトークと維持トークを区別する必要があります。

　しかしながら，クライエントはそれを明確に分けて話をしてくれるわけではありません。ヒトは両価性（アンビバレンス）をもっていますから，その発言内容も両価性をもっています。すなわち，チェンジトークと維持トークが混ざった状態です。

チェンジトーク

　また，チェンジトークにも段階があります。

例えば, "結婚する"という行動にしても

「私, 早く結婚したいんです, いい人がいたら紹介してください」という人と,

「私, 来月, 結婚するんです。式にはぜひ来てください」という人とでは, その段階がずいぶん違うと感じられると思います。

「結婚したいんです」という段階は, 「結婚したほうがいいか, しないほうがいいか, 迷っている」という段階よりは(結婚する方向に)進んでいるようにみえますが, 「結婚するか, しないか」という段階にすら達していないかもしれません。なにしろ, 相手がいないのですから。結婚という行動についていえば, この人は「準備段階」といったところでしょうか。

それに対して「来月, 結婚する」という人は, 明らかに「結婚するか, しないか」の段階を越えて「結婚する」という宣誓をしています。この人は「実行段階」に入っているといえます。

準備段階のチェンジトーク

準備段階にある人が発するチェンジトークは, 下記のように分類されます。これらの頭文字をとって DARN と呼んでいます。

言葉の説明となりますが, darn は日本では「英語の教科書」に載るような単語ではなく, あまり馴染みのある言葉ではないかもしれません。しかし, 少なくとも米国では, 口語的にはよく使われているように思います。私の理解では, どうやら, ちょっと下品なニュアンスがある「d××n」と音が似ていることから, "代用"で使われているのかもしれません。

日常会話のなかで, "darn right！"といえば「全くそのとおり！」くらいの意味でしょうか。あるいは"darn pretty cat"といえば「とってもかわいいネコちゃん」くらいの意味でしょう。

強調したいときに"軽く"使われている程度のことで深い意味はなく, 米国人にとってはそれなりに馴染みがあり, 語呂合わせとして都合が良かった, ということなのかもしれません。

さて, その DARN ですが, それぞれ, 次のとおりです。

D：desire 願望　　○○したい

A：ability 能力　　○○できる

R：reasons 理由　○○したほうがいい理由は……

N：need 必要性　○○をするべき

文例をあげると，

D：「禁煙したいとは思うんです」

A：「禁煙できると思うんですけれどね」

R：「そろそろ健康のことも考えなきゃいけない年齢だし，値段も上がるみたい
　　なんで」

N：「近いうちに子どもが産まれるんで……」

と，いったところでしょうか。

実行段階のチェンジトーク

　一方，実行段階になると，チェンジトークも一段と強いものになります。面接のなかでこれらの言葉が相手から出てくると，峠は越えたと思っていいでしょう。

　その段階のチェンジトークは，以下の CAT に分類されます。

　cat を日本語にすると，もちろん「ネコ」ですね。上述した"darn pretty cat"の例にみるように，DARN と CAT は，英語を使う彼らの感覚では相性がいいのかもしれません。

　その CAT ですが，

C：commitment 自己宣言　　○○します

A：activation 活性化　　　そろそろ○○しよう

T：taking steps 段階を踏む　○○するために××します

文例をあげると,

　　C：「禁煙します」
　　A：「そろそろ禁煙しよう」
　　T：「禁煙するために禁煙外来に行ってみます」

と，いったところです。

維持トーク

　一方の維持トーク(サステイントーク)は，下記のように分類されます。

　こちらはなぜか「語呂合わせ」になっていませんが,基本的には「準備段階のチェンジトーク(DARN)」の裏返しです。

　すなわち,

①変化の重要度に関する発言として

　現状維持が必要である(例：「喫煙は必要です」)

　変化が不必要である(例：「だからといって，特に困っていることはありません」)

　現状維持の理由(例：「タバコをやめると喫煙所内の情報がもらえなくなります」)

　現状維持の願望(例：「喫煙の時間が好きなんです」)

②変化の自信度に関する発言として

　変化の自信がない(例：「やめられる気がしないんですよね……」)

③変化の準備段階に関する発言として

　現状維持を表明(例：「とりあえずやめたくないんです」)

などがあげられます。

維持トークへの対応

　維持トークへの対応も，基本的には「複雑な聞き返し」です。チェンジトー

クへの対応と異なる点は，**チェンジ
トークへの対応は「弱め」に聞き返す
のに対して，維持トークへの対応は「強
め」に聞き返す**，という点です（Note）。

> **Note**
>
> チェンジトーク：クライエント
> の変わりたい気持ちを表す発言。
> →みつけて「弱め」に聞き返す。
> 維持トーク（サステイントーク）：
> クライエントの変わりたくない気
> 持ちを表す発言。→みつけて「強
> め」に聞き返す。（ただし応用編）

例）状況を極端に表現する
　クライエント：「喫煙は必要です」
　カウンセラー：「喫煙は絶対に必要な
　　んですね……」
　クライエント：「いやいや，絶対というわけじゃないんですけれど……」

例）将来を極端に表現する
　「今は禁煙する気はありません」
　カウンセラー：「一生吸い続ける……」
　クライエント：「いやいや，いつかはやめるかもしれないけれど」

例）因果関係を極端に表現する
　「車に乗ると，つい吸っちゃうんです」
　カウンセラー：「車がタバコを吸わせるんですね」
　クライエント：「そんなわけないでしょ」

例）両価性のある聞き返し
　矛盾した2つの内容を並列的に並べて聞き返します。次項「S：サマライズ」
で改めて説明しますが，このような場合には「しかし」や「だが」のような逆説
的な接続詞を使うのではなく，「一方で」のように並列の接続詞のほうが適切
です。
　「タバコをやめると，喫煙所内の情報がもらえなくなります」
　カウンセラー：「タバコをやめたい気持ちもある，一方で，情報のためには
　　喫煙が必要……」

クライエント：「う～ん，そういうのともちょっと違うかな？」

と，いった感じでしょうか。

Column

残業を減らしたくない長時間労働者

産業保健分野では，「働き方改革」の旗印のもと，長時間労働への対応が急務になっています。一般に，経営者側が労働者を「働かせすぎる」ことが問題視されることが多いように思いますが，実際に長時間労働者への面接を行ってみると，労働者自身が何らかの理由で長時間労働を続けることを求めていたりします。

そのような場面でも，動機づけ面接を活用することが可能です。

ある大手建築企業からの依頼で，前月の時間外労働が 100 時間を超過したという「健康に自信のある若い社員」の事例です。

まずは，情報収集をかねて，エンゲージングから入りました。残業中にどのような仕事をしていて，休日はどうしているのか，に加えて，家族構成や，家族の反応，さらに，残業をしすぎて産業医面談に呼び出されたことについての感想や，会社に対してどのような感情を抱いているのか……。評価を加えずに「聞き返し」を中心に聞き出していきます。

もちろん，福祉の向上を優先するのであれば，面接自体は，やはり長時間労働を避ける方向に進める必要があります。

時間外労働を減らしたくない理由を確認し，それと，時間外労働により失われるものとを比較しながら，本人の選択を誘導してみました。

・残業代と，お金を使う時間では，残業代が大事……

・お金と健康なら，お金を選びたい……

・仕事中に倒れるリスクをとってでも……

「職場に迷惑をかけたくないから休みも取らずに仕事をしている」と言いながら，言葉の端々から残業代にもかなり固執しているということがうかがえる（明確化はしなかった）タイプの人でしたが「仕事中に倒れたらもっと迷惑がかかる」ということに気づかれて，翌月以降からの残業時間が制御され，面接に呼ぶこともなくなりました。

第4章　動機づけ面接のスキル：OARS

ただし，いずれの文例も「会話が噛み合っていない」状態になっていることに注意が必要です。

　すなわち，**このような場面での「極端な聞き返し」は，エンゲージングを犠牲にしてしまうリスクをはらんでいます。**

　端的に言えば，会話が噛み合っていないのは「維持トーク」に応じているからです。チェンジトークがみつからない場合には仕方がありませんが，チェンジトークがみつかれば，チェンジトークに対して弱めの聞き返しを行うほうが安全です（→仲間を集めて練習しよう⑩）。

「できない」の2つの意味

　維持トークのなかには，やりたい気持ちはあるけれども「できない」という種類のものもあります。

　この「できない」という表現に至る理由は，下記のとおり，大きく2種類に分けられます。理由が異なる「できない」には，それぞれ異なる対応が必要になります。

「不可能」だから「できない」

　1つ目の「できない」は，能力的に不可能である，という意味の「できない」です。「ヒトは空を飛ぶことができない」とか「私は逆上がりができない」という場合の「できない」はこれに相当します。

　どんなにモチベーションが高くても，能力を獲得できるとは限りません。なかには，どんなに頑張っても絶対に"できない"こともあります。

　その場合の対応としては，"できない"を克服しようとするのではなく，"できない"ままでも目的が達成できるように，方法を考え直す必要があります。

　ヒトが空を飛ぶことは"できない"が，空を飛ぶ機械をつくって乗ることはできる，というように。

仲間を集めて練習しよう⑩：チェンジトークには弱めに聞き返す編

　では，ここでは，両価性のある発言から，チェンジトーク，維持トークをみつけて，チェンジトークに対して「弱めに」聞き返しをする練習です。

手順

❶できれば，4人でグループをつくってください。3人でも可能です。

❷1人が来談者（クライエント）役👤，2〜3人が治療者役👤です。

❸来談者は維持トークとチェンジトークが入った発言をしてください。

❹治療者Aは維持トークをみつけてください。

❺治療者Bはチェンジトークをみつけてください。

❻治療者Cはチェンジトークを弱めに聞き返してください。（3人のグループでは治療者Bが行ってください）

●役割を交代して，一通りの役割を経験できるように，繰り返してください。
（治療者Aが来談者役を行う）

（練習⑩は以上です）

練習風景の再現④

👤 体に悪いのはわかっているけど，今はタバコをやめるつもりはない

👤Ⓐ 「タバコをやめるつもりはない」が維持トークですね

👤Ⓑ チェンジトークは「体に悪いのはわかっている」かな

👤Ⓒ じゃあ「少しは体に悪いかな，と……」

👤 そうだね，少しはって言われると，そうだね，はい……

「やりたくない」から「できない」

　もう１つの「できない」は，能力的には可能であるにもかかわらず「やりたくない」という意味で使われる場合の「できない」です。

　例としては「今日は残業が“できない”」あたりでしょうか。

　残業を頼む側の立場からすれば，相手はすでに職場にいるのだから，少し残れば済みそうな話だと考えるかもしれません。しかし，頼まれた側には何らかの理由があって「残業ができない」と言っています。

　例えば，「デートの約束があるから」が理由であるならば，「彼女の約束をすっぽかせば残業はできるが，デートを優先させたい」から「残業ができない」と言っているわけで，能力的に不可能だという意味ではありません。

　あるいは，先の例に似ていますが「私は逆上がりの“練習ができない”」というような場合も，これに相当します。

　逆上がりができる・できないにかかわらず，練習することは能力的にはできるのですが，それを「やりたくない」と言っているわけです。

　この場合には，価値判断の見直しをして対応を検討することになります。

　「デートと仕事と，どちらを優先させるのか」，

　「逆上がりの練習をすることと，逆上がりができないままで過ごすことと，どちらがいいのか」と言った具合です。

　そのうえで，もちろん「やっぱりデート優先です」「大人になったら逆上がりなんかできなくても困りません」という結論に至る可能性も十分にあります。

　「残業」や「逆上がり」程度の内容であればどちらでもいい話ですが，より複雑な問題の場合，その結論を受け入れるべきか否かは，動機づけ面接のスピリッツに従って，相手の福祉の向上に寄与するように方向づけていただければいいと思います。

　そのうえで，**治療者として，やはり行動変容を起こさせたい，「できない」がその妨げになっていると捉えたならば，行動変容に向かう要素を抽出する，という技法で対応できることがあります。**

- ・「できない」→「したい」
- ・「○○だからできない」→「○○ならできる」

という変換を試みてみるのです。

例）

- ・「逆上がりなんてできない」
- →逆上がりができるようになりたいという気持ちは少しはある……
- ・「今日はデートだから残業はできない」
- →明日以降なら残業ができるかもしれない……

価値判断を明確にする目的で，以下の手法もあります。

- ・「できない」→「嫌い」「イヤ」に変換する
- ・二者択一発言へ変換する

例）

- ・「タバコをやめると，情報がもらえなくなるから，禁煙はできません」
- →情報が大事だから，禁煙はイヤなんですね……
- →情報と健康だったら，情報を得ることを大事にしたい……

「中間的」な「できない」

現実的には「できない」は必ずしも明確に区別できるとは限らず，どちらの要素も含まれている場合もあります。

依存性物質に対する「やめられない」もその類いかもしれません。

「断酒を（しようと思っているけれど）できない」

「禁煙を（しようと思っているけれど）できない」

というように，医学的な判断では「できるはず」であっても，少なくとも「本人の自覚」としては「不可能」と信じ込んでいる場合には，その言葉の意図としては「不可能」なので「できない」と表現しているように思われます。

- 「複雑な聞き返し」には「チェンジトークに対して弱めに聞き返す」方法と，「維持トークに対して強めに聞き返す」方法の 2 つの戦略がある。
- 一般には「チェンジトークを弱めに返す」ほうが安全策だが，維持トークにも複雑な聞き返しで対応できる。

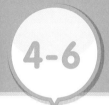

S：サマライズ

ときどきまとめよう

サマライズは、「まとめ」という意味ですが、面接の終わりを意味するものではありません。**ときどき面接のなかでクライエントの発言を集めて整理して、まとめて聞き返すことで「ちょっと長めの"複雑な聞き返し"」のような**イメージです。

複雑な聞き返しとの違いは、面接を少しさかのぼって、複数の要素を同時にまとめて返していく、という点にあります。

イメージは花束

相手の発する言葉には、いろいろな要素が含まれます。それを取捨選択しまとめていく作業は、さながらさまざまな花を取捨選択して、花束をつくっていく作業に似ています。

ときには、ヒマワリのように、大きく目立つチェンジトーク

ときには、カスミソウのように、あわく目立たないチェンジトーク

ときには、バラのように、派手で棘のある維持トーク

ときには、少し枯れかかったような、古い話も交じるかもしれません。

その相手から受け取った花々をまとめて、花束にして、相手に返します。

どの言葉を前に、どの言葉を後ろに、どの言葉を拾い、どの言葉を捨てるのか……。それをコントロールするのは、カウンセラーのセンスであり、技量が問われる場面かもしれません。

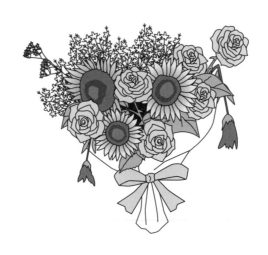

矛盾した内容も織り込む

　維持トークには，相手が大事にしている価値観に基づく発言がありますから，維持トークだからといって切り捨てる必要はありません。むしろ，維持トークを際立たせることで，相手の発した言葉の矛盾が強調されることもあります。

　そのとき，カウンセラーは，あえて矛盾には気づかないフリをしたほうが，相手に気づいてもらいやすくなります。**ここでも相手の「間違い指摘反射」を利用するわけです。**

語順と接続詞

サマライズを行うときには以下の2つに特に留意します。

① 語順
② 接続詞

あれこれ説明する前に，まずは次の2つの文章を見比べてみてください。

そして，この2人は，それぞれどんな「次の行動」をとるのか想像してみてください。

　A：どうやら，私はあの人のことが好きになってしまったようだ。
　　　しかし，既婚の私は今の生活を守りたい。
　B：既婚の私は今の生活を守りたい。
　　　しかし，どうやら，私はあの人のことが好きになってしまったようだ。

　Aさんは，なんとなく，ではありますが，このまま“今の生活”を守っていきそうですね。かたや，Bさんはといえばキケンな感じ……まあ，くれぐれもお気をつけください，とコメントするにとどめておきましょうか。
　いずれにしても，AさんとBさんの「次の行動」は違うものになりそうだ，という印象をもたれた人が多いのではないでしょうか。
　ところが，AもBも，文章としては「全く同じ要素」で構成されています。じっくり比較してみてください。一字一句，すべて同じです。
　この2人の発言で違っているのは「語順」だけです。
　もう1つのポイントは「しかし」という逆説の接続詞が使われている点です。
　つまり，**逆説の接続詞を使ってつながれた2文においては，文章の後半が強調される**，という特徴をもっている，ということです。
　逆説の接続詞には，「しかし」のほかにも「ところが」や「ただし」といった独立したものと，「○○だが」「○○だけれども」「○○にもかかわらず」のように前の文章の途中から一連の流れで発生するものがあります。
　よって，意図的に文章の後半を強調したいときには，あえて逆説の接続詞を使うこともありえます。しかしながら，文脈に強弱がついてしまっていては，あえて矛盾に気づかないフリをして相手に矛盾を指摘させるには少し不自然です。
　そこで，接続詞を工夫する，という対策がうまれます。
　つまり，「しかし」のような明確な逆説の接続詞を使わずに「一方で」「他方」のように，対照の接続詞を使うことで，文章の前後のコントラストを和らげ

るわけです。

　先のBさんの発言も，

　既婚の私は今の生活を守りたい。一方で，どうやら，私はあの人のことが好きになってしまったようだ。

　と，するとどうでしょう。

　もちろん，まだ若干「後半が強調される」効果が残っているようにも感じられますが，「しかし」でつないだときよりは「いくぶん，マシ」に感じられるのではないでしょうか。そのぶん，艶がなくなった，とも言えますが……。

サマライズの用途

　サマライズを行う目的は，
- 「矛盾を明確化する」
- 「クライエント自身に発言内容を概観させる」
- 「話題を転換する」
と，いったところです。
　必ずしも上の3つに分類できるという意味ではなく，複数の目的をもったサマライズを行うこともあります。

矛盾を明確にするサマライズ

　維持トークとチェンジトークが入り混じり，クライエントの「現在の行動」と「価値観」が矛盾するような内容になっているときに，それを整理して，行動と価値観の矛盾を明確化する目的で行います。
例えば，
　「つまり，お子さんの喘息のこともあり，受動喫煙をさせないように，家の中ではタバコを吸わないように気をつけている。その一方で，禁煙をすると，体重が増えてしまうかもしれない，糖尿病が悪化してしまうかもしれない，という不安があるのでタバコをやめようとは思わない。なるべく健康には気を遣いたい……」と。

素直に言葉にすれば「健康に気を遣いたいならタバコをやめなよ」とツッコミたくなるかもしれませんが，その矛盾を"相手に気づかせる"ためのサマライズですから，そこはぐっと我慢です。

こちらがそれを指摘してしまえば，矛盾を盾にクライエントをからかっていると捉えられたり，矛盾を責めているように感じさせたりします。そうなると，エンゲージングを破綻させることにつながりかねません。

カウンセラーは，そうした矛盾には，あえて気づかないフリをし，ポーカーフェイスで，平坦な接続詞を用いることで矛盾した内容にコントラストをつけずにさらっと口にする。

そうすることで，**クライエントが自ら矛盾に気づいてもらえるようにサマライズを利用するのです。**

概観させるサマライズ

変化が必要な理由や，両価性を，クライエント自身に客観的に概観させたい場合にもサマライズを行います。

話題のなかに「健康に悪いのはわかっている」「吸う場所も減ってきている」「子どもに受動喫煙をさせたくない」などという数々のチェンジトーク(と，それを打ち消す数々の維持トーク)が出てきた頃に，

「つまり……自分自身はもちろん子どもの健康も気になる，吸いにくいとも感じているし，タバコがやめられたら楽になるかもしれないという気持ちもある……」のようにまとめることができます。

言ってみれば「チェンジトークの花束」でしょうか。

維持トークを対比させて，チェンジトークを明確に提示するというのも1つの手です。

「タバコを吸うとストレスがスパッと軽減するので，仕事が煮詰まったときにはどうしても吸いたくなる。その一方で，ご自身はもちろん，子どもの健康も気になるし，吸いにくいと感じるし，タバコがやめられたら楽になるかもしれないという気持ちもある……」というような具合です。

この例文では，接続詞に「一方で」を使って，「維持トークをまとめた」後で，

「チェンジトークをまとめる」という語順で例示しています。そして，同時に「維持トークはやや強め」「チェンジトークはやや弱め」という調整もしています。**こうすることで，同意しやすいようにチェンジトーク側に対しサマライズを行っているわけです。**

話題を転換するサマライズ

面接が堂々巡りになってしまい，治療とは無関係な話題などが続いてしまった場合には，**話題の転換が必要です。そのような場面でもサマライズが使えます。**

「最近，近所の人から，新しいサプリメントを勧められて，試してみたい，ということですね。なるべく健康に気を遣っていきたいと。そうすると，喫煙を続けていくということについては……」のように。

最後まで語る必要はありません。言葉を切って，相手がその続きを言ってくれるのを待つ，というのも，面接技法の 1 つです。

カウンセラーが発言を我慢していると，クライエント自身から，

「そうですねぇ，健康には気を遣っているつもりでしたが，タバコを吸っていると，それも無駄になってしまいますよね……」などと，チェンジトークが発せられるかもしれません。

─────────── 本項のまとめ ───────────

- 面接の要所要所でサマライズを行い，問題点を整理し，面接自体を先に進めることができる。サマライズでは，文章を構成する順序（語順）と，それをつなぐ接続詞の使い方に注意する。
- 矛盾する内容になったとしても，カウンセラーはそれに気づかないフリをし，クライエント自身に修正させることで，チェンジトークの増加につながり，行動変容に結びつきやすくなる。

第 5 章

EPE 手法と
面接評価

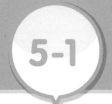

EPE という手法

原則を外れるとき

　本書ではここまで，初めて動機づけ面接に触れる方々を対象にその概念と基本的なスキルについて説明してきました。

　たしかに，ここまで示したとおり，基本的にはクライエントの意識や希望を引き出したり聞き返したりしながら面接を進めていくのが，動機づけ面接です。

　しかしながら，我々が専門家として判断する望ましい行動と，クライエントの望む行動が，常に一致するとは限りません。

　ましてや，その判断の基礎となる知識の絶対量が，医療者と患者との間で絶大な差がある医療の場合は，なおさらです。

　したがって，ときには，**望ましい行動を判断してもらうためにも，これまでの原則を外れて，カウンセラー側からクライエントに，豊富で正確な情報を提供する必要がある場面もあります**。そのときに EPE の手法が有効です。

うかつな指摘は「不協和」をうむ

　では，我々が熱心に情報を提供すれば，その問題は解決されるのでしょうか。実際には，難しいところです。新しい情報を素直に受け入れて補正をしてくれる患者もいますが，なかなかそうはいきません。

　「テレビで言っていた」

　「(あなたより)有名な先生が書かれていた本に書いてあった」

などと面と向かって反論してくれるなら，こちらとしても「問題が解決していない」と認識できますが，

「ああ，そうなんですか」

と，表面的には説得に応じたフリをされても，そのまま行動を変えてもらえない（から，いつまでも問題がくすぶり続ける）となると，かえって問題をややこしくしてしまいます。

　なお，専門家として「そのやり方では，おそらくうまくいきません。ほかに良い方法があるので，お教えします」と伝える方法は，一般的には「説得」と呼ばれる手法に分類されます。

　説得とは，このように，論理・議論・自己開示や事実を用いて，クライエントの意見・態度・行動などを，あからさまに変えようと試みることです。

　一方，クライエントは「こうすればいいはずだ」と信じてやっています。加えて，その指摘をされる前に，すでにある程度のコストや時間をかけてしまっている場合も少なくありません。

　説得に応じてそれまでの行動が不適切だったと認めてしまえば，「医師の指摘が正しい」ということになって「投資は無駄だった，コストは回収できない」ということを認めなければいけない，ということになります。

　このような“回収不能になった投資”は「サンク・コスト（sunk cost，埋没費用）」と呼ばれ，治療や行動変容の妨げになることが知られています。

　いきおい，「投資コストが回収できない」ことを認めないために「医師の指摘が間違えている」と認識する，というわけです。

　この現象は「認知的不協和の解消」などと呼ばれたりしていますが，動機づけ面接を利用する価値は，そもそもこのような状況に陥らないように面接を進められることにあります。

説得がうまくいかない理由

　専門家からの説得がうまく機能しない理由としては，そもそも（1）専門家とクライエントの間の極端な情報格差がある，からなのですが，それを（2）専門家がクライエントの気持ちに寄り添わずに発する，あるいは（3）クライエントは専門家の発する情報を受け入れる準備ができていないと敵対的な反

応を起こします。

このなかで(1)については，情報格差があるからこその専門家とクライエントの関係なのですから，これを解消する必要はありません。

一方で，(2)や(3)は，専門家(情報を提供する側)と，クライエント(情報を受け取る側)との「問題解決への準備性」が一致していないことが原因ですから，それを解消することは可能です。

準備性を一致させる

では，どのようにしたら準備性を一致させることができるのか。

いちばん手っ取り早いのは「今から情報提供するから，聞き入れる準備をして！」と頼んでしまうことです。

とはいえ，あからさまにこれを伝えると「今から説得します」と宣言しているようなもので，ほとんどの場合においては警戒されますから，次のような手順で行います。

EPE で情報を提供する

これまで吸っていた紙巻タバコから，加熱式タバコに変えた，という喫煙者への情報提供の一例をあげてみます。

なお，電子タバコと加熱式タバコは異なりますが，かなりの割合で混同されており，「新型タバコ」と総称される場合もあります。その加熱式タバコにも何種類かあるのですが，ここでメーカー名や商品名をあげてしまうのは問題があるかもしれませんので「最近流行のタバコの代わりに吸われているやつ」くらいの認識で読み進めていただけるとありがたいです。

> 紙巻タバコは体に悪いっていうんで，最近，電子タバコに変えたんですよ〜

[elicit：相手の情報を引き出す]少しでも害が少ないタバコに変えた……（複雑な聞き返し）加熱式タバコについて，どのような情報を知っていますか？

あ，水蒸気しか出ないから受動喫煙が起きないとか，タールがないとか……違うんですか？

[情報提供の許可をとる]〇〇さんの参考になるような情報があるのですが，お話してもよろしいですか？

あ，はい……

[provide：相手がまだ発言していない事柄についてのみ情報提供する]有害成分が少ないと広告されていたりしますが，よく見ると，たとえば「9種類の有害成分を9割カット」なんて書かれているんですよ。タバコの有害成分は5,000種類くらいあるのですが，9つの有害成分が9割カットされている，と。[elicit：相手の感想を引き出す]残りはどうなっていると思われますか？

え？　それじゃ意味ないじゃないですか

[provide：情報を補足する]意味がない，そうですよね。たしかに減らせている有害成分もあるけれど，ほとんどの有害成分は減ったとはいわれていない，もしかしたら増えているかもしれない。その9種類の成分には，ニコチンは含まれていなかったりもします

ニコチンは入っていないんじゃないんですか？

[provide：情報を補足する]ニコチンが切れてイライラして，タバコを吸って落ち着いて，またしばらくするとニコチンが切れてきて……って繰り返すのが喫煙の本質ですよね。[相手の感想を引き出す：elicit]そこで，ニコチンが入っていないタバコを吸うとどうなるでしょう？

ニコチンが入っていなかったら，また吸いたくなるんじゃないですか？

そうですよね，でも加熱式タバコだとどうでしょう？（開かれた質問）

喫煙者 あ……ニコチンが入っているから吸った気になるんだ

 治療者 つまり……

 喫煙者 ああ，じゃあ，これ，タバコなんだ！

 治療者 そういうことですね。一方で，○○さんは，紙巻タバコの影響が心配で，加熱式タバコに変えられた……

 喫煙者 いや，だまされた気分だなぁ，やっぱりやめなきゃダメか……

（→禁煙治療導入へ進む）

　上記の面接では，一方的に情報を提供しているのではなく，**相手のもっている情報を引き出し**（elicit），**こちらのもっている情報を提供し**（provide），**それに対する相手の理解や感想を確認し**（elicit），それに対する追加情報を提供し……ということを繰り返しています。

　この頭文字をとって，動機づけ面接における情報提供の手法は EPE と呼ばれます。なお，情報提供するためのやりとりでも，スピリッツ（PACE）を意識し，面接のプロセス（EFEP）を踏まえて，OARS の手法を使うことが可能です。

本項のまとめ

- クライエントの知らないことをクライエントから引き出すことは難しい。ときに専門家側からの情報提供が必要になるが，安易な情報提供は「認知的不協和」をうみやすい。
- そこで，OARS には含まれない EPE の手法をとり，相手の準備性を確認しながら情報を提供することが望ましい。

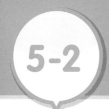

面接を評価する

面接を客観的に評価する

ここまでの章では動機づけ面接のパーツを,どうあるべきか(スピリッツ),どうやるのか(スキル)という視点で見てきました。では,これらのパーツを並べれば,良い面接ができると言えるでしょうか。

どれだけバタ足がうまくてもクロールが速いとは限りません。どれだけ素振りがうまくても良いバッターになれるとは限りません。

クロールの速さは,バタ足も手の動きも,あるいは息継ぎや水中姿勢などもすべて含めたクロールをしてみないとわかりません。バッティングにしても,状況判断に始まり,球種やコースを予測し,タイミングを合わせてバットを振ることができて,初めてヒットがうまれます。

動機づけ面接も同様です。では,面接の良し悪しは,どのように判断したらいいのでしょうか。

第三者にみてもらい,面接の良し悪しを評価してもらうというのも1つの方法かもしれません。しかし,その方法では,評価者の価値観や好みなどの主観を排除することができず,評価者が変わると評価が変わってしまう可能性もあります。

すなわち,結果を担保することにはつながりません。

我々は,クライエントの行動を変える,すなわち,禁煙をする,食事療法を始めるなどの,クライエントの福祉の向上につながるための面接を求めているのであって,「面接が上手だ」と褒められることが目的ではありません。

では,クライエントの行動が変えられると評価されるのはいつでしょうか。半年後? 1年後? それとも一生涯? たしかに,極端なことを言えば,「一生涯にわたり不適切な行動をとらないような面接」ができれば理想的では

あるのですが，それをもって評価する
のは現実的とは言えません。

そこで，より短期的な評価点の設定
が求められます。それが，行動変容ス
テージモデル理論(Note)でいうとこ
ろの「維持期」，すなわち「維持期は行動

を変えて6か月以上たち，新しい行動が普通になる時期」です。この背景に
は，おおむね変化させた行動を6か月以上継続できていれば，その後も維持
されることが多い，という報告に基づいています。「6か月以上」では長い期
間を要するといえます。

そこで，第2章の2-5「行動を変える人が受けてきた面接とは」（47ペー
ジ）を思い出してください。

動機づけ面接が誕生したきっかけは，3か月の介入期間後に9か月の観察
期間を経た，都合1年にもわたる実験の結果でしたね。

つまり，動機づけ面接は「9か月後に良い結果をうむ面接」を鋳型として発
展してきたものです。この段階では，あくまでも"理論的には"という枕詞が
必要ですが，動機づけ面接を行えば9か月後の結果は良好（のはず）と期待で
きるわけです。

では，今終わったこの面接が，動機づけ面接（らしい）ものであるといえ
るのか……。それを客観的に評価できれば，面接後の転機が予想できそうで
す。

そのためのツールが，これから紹介するMITIです。

MITIはMotivational Interviewing Treatment Integrityの略で日本語
では「動機づけ面接治療整合性尺度」と訳されますが，国内の研修会でも
MITI（マイティ）と呼ばれることが多いです。

MITI は自己評価にも使える

このMITIは，面接自体が，どの程度の「動機づけ面接らしさ」をもってい

るかを点数化するものです。

　評価に主観が入りにくいため，自分自身が行った面接がどの程度うまく行えているかを，構造的に自己評価することができます。

　このことは，すなわち，周囲に熟達した指導者がいなくても，ある程度の自己研鑽ができるようになることを意味します。

　また，面接の動機づけ面接"らしさ"を評価するということは，その面接を行った時点では動機づけ面接を意識していなかったとしても，動機づけ面接らしさとして点数化することができる，ということです。

　したがって，動機づけ面接のトレーニングを受ける前後で評価することにより，トレーニングの効果を評価することもできます。

　また，面接を点数化できる，ということは，面接自体を個別にかつ客観的に評価できるということと同義です。

　カウンセラーといえど，人間です。休調や機嫌が，良いときもあれば，悪いときもあります。そして，カウンセラーの心理状態は，面接結果に影響を及ぼします。

　MITIを用いることにより，「動機づけ面接ができる○○先生がやった面接だから，動機づけ面接だったはずだ」というような，面接者に帰属する「人的評価」ではなく，「この実験で行われた面接の動機づけ面接らしさは○○点です」というように，面接自体を個別評価できるのです。

　このことが，動機づけ面接の科学性を裏付けることにつながっています。

　第2章で，現代の心理学には科学的評価が行われていること，動機づけ面接はその効果が証明されていることなどを説明しましたが，その実証実験で行われた面接自体が，はたして本当に動機づけ面接と呼べるものだったのかどうかを確認することができるのは，このMITIがあればこそ，なのです。

　本番の面接を評価する方法であるMITIを使えば，練習で行った面接（ロールプレイ）がどれくらい本番の面接でも使えるか予測することができる，ということです。

　なお，動機づけ面接自体がそうであるように，このMITIもその正当性を求めて検討が繰り返されており，本書の執筆時現在ではバージョン4.2.1が

最新です。その評価マニュアルは A4 用紙で 40 ページにわたる細かなものですが，国内の有志により日本語訳（「MITI マニュアル日本語訳」）も行われています。国内で MITI によるコーディングを行っているチームにより，インターネット上で公開されていますので，誰でも入手が可能です（https://codingtsubolabo.wixsite.com/coding-lab-for-miti/miti, 2021 年 12 月閲覧）。

MITI の具体的な使い方

　MITI を用いた典型的な面接評価では，20 分間以上の録音された面接を用います。まずは全体を通して聞いてみて，共感や方向づけの評価を総合的に行い，もう 1 度，今度はカウンセラーの行動について評価を行います。

　なぜ 2 回に分けて評価を行うのか，と思われるかもしれませんが，1 度に違う尺度の評価を同時に行うことが困難だからです。

　たとえば，**禁煙を支援する場面**でクライエントから，

　「禁煙しなきゃいけないのはわかっているんだけれど，簡単にはいかないよ。仕事のストレスもあるし……先生にはわからないかもしれないけれど」という発言があったとしましょう。

　それに対して「仕事が忙しいんですね」と，聞き返しを行ったとします。

　カウンセラーの行動，という視点でいえば，この発言は「複雑な聞き返し」に分類されます。

　しかし，維持トークを拾って拡大していますので「チェンジトークを促進する」ことはできていないという評価になります。

　技術だけに目を向けると「動機づけ面接らしい」といえますが，総合的な評価をすれば「動機づけ面接らしくない」ということになります。

　また，同じ場面で「私にはわからない……」と，聞き返せば，カウンセラーの行動としては「単純な聞き返し」にすぎませんが，クライエントの需要を大きく掘り起こすことになりますから，連携関係や共感という視点では評価が高くなるかもしれません。

　なお，20 分間以上の面接を評価対象としているのは，特に，総合的な評価

を行うときに，短すぎる面接では評価が安定しないためです。

あくまでも MITI を正しく適用するための時間制限であり，「動機づけ面接を行うためには常に 20 分間以上かける必要がある」という意味ではありません。

なお，実際の面接を録音する際には，必ずクライエントに許可をとり，それを追認できる形で残しておくことをお勧めします。

録音を始めてから，冒頭に「では，録音させていただきますね」と声をかけ，返事をもらうところから記録に残す，というのも方法の 1 つです。

もちろん，書面による同意書を用意してクライエントに面接を録音する旨に同意する署名をいただくことができれば，なお良いでしょう。

1 回目　総合的評価

では，録音した面接を再生していきましょう。

1 回目の再生では，総合的な評価を行いながら聞いていきます。

このとき評価する項目は 4 つで，それぞれ 1〜5 点で評価します。

---

1) チェンジトークが促進されているか

2) 維持トークが緩和されているか

3) 連携関係は維持されているか

4) 共感は示されているか

---

1) チェンジトークが促進されているか

動機づけ面接は，相手の変わりたい気持ちに対する発言を拡大していき，変わりたいという決意を誘導するものです。そのため，カウンセラーが，クライエントの言葉のなかから，チェンジトークをみつけだし，より積極的な発言に向かうよう促していけることが必要です。

それを評価するのがこの項目です。チェンジトークを育てる（cultivating

change talk)の頭文字をとって **CCT スコア**と表現されています。

なお,「MITI マニュアル日本語訳」では,臨床家と表現されていますが,本書では,他の章でも使用しているカウンセラーと表記を変えて,下記の囲み内に引用しています。

低

1 カウンセラーは,変わろうとするクライエントの言葉に明らかな関心を示さない,または優先しない

2 カウンセラーは,変化しようとするクライエントの言葉に散発的に関心を示し,チェンジトーク促進の機会を頻繁に見逃す

3 カウンセラーは,変化しようとするクライエントの言葉にしばしば関心を示すが,チェンジトークを促す機会をいくつか見逃す

4 カウンセラーは,変化に関するクライエントの言葉に常に関心を示し,それを促すよう努力する

5 カウンセラーは,変化しようとするクライエントの言葉の深さ,強さ,または勢いが増すように著明な一貫した努力を見せる

高

---

2)維持トークが緩和されているか

動機づけ面接は,維持トークへの対応も重要です。

維持トークを出させてはいけない,ということではありません。特に面接の冒頭では,ラポールの形成を目的として,十分に維持トークに付き合い,相手の価値観を探るという手段をとることもあります。

しかし,面接が進むにつれ,その維持トークを和らげるようにコントロールしていく必要があります。それを評価するのがこの項目です。

維持トークを緩和する(softening sustain talk)の頭文字をとって,**SST スコア**と表現されています。

低

1 カウンセラーは，現状維持を選ぶことについての議論の頻度と深さを促す方法で，クライエントの言葉に対して常に反応する

2 カウンセラーは大抵，現状維持を選ぶクライエントの言葉を探り，フォーカスし，反応することを選択する

3 カウンセラーは概して，現状維持を選ぶクライエントの言葉を優先するが，維持トークから離れたところにフォーカスをずらす事例をいくつか示すことがある

4 カウンセラーは，通常，現状維持を選ぶクライエントの言葉に重きを置くことを避ける

5 カウンセラーは，現状維持を選ぶクライエントの言葉の深さ，強さ，または勢いを抑えるための著明な一貫した努力を見せる

高

3）連携関係は維持されているか

　動機づけ面接では，クライエント自身のもつ内的動機を探り，それを利用して行動変容へ結びつけます。

　そのため，カウンセラーとクライエントが対等な立場で問題の解決策を探る態度が重視されます。第3章で説明した「スピリッツ」でいう，「P：パートナーシップ」や「E：エボケーション」で表される要素です。

　そこでこの項目では，カウンセラーとクライエントの連携関係の評価を行います。

低

1 カウンセラーは，クライエントとのやり取りの大部分において専門家として積極的に役目を果たす。協働関係または連携関係はない

2 カウンセラーは，協働の機会には表面的な反応を見せる

3 カウンセラーは，クライエントの寄与を組み入れるが，そのやり方は，中途半端でむらがある

4 カウンセラーは，協働関係や対等な立場の共有を培い，ほかのやり方では不可能な方法でクライエントの寄与がセッションに影響を与える

5 カウンセラーは，クライエントの寄与がセッションの本質に大きく影響を与える方法で，やり取りの中で積極的に対等な立場の共有を培い奨励する

高

4）共感は示されているか

動機づけ面接は，第3章で示したとおり（81ページ），正確な意味での共感を重視する面接技法です。また，カウンセラーが共感を示している，あるいは示そうとしていることを，クライエントに対し明示することも重要です。

共感とは，同意することや，同情すること，温情を与えること，擁護することとは異なるという点も，確認しておきましょう。

低

1 カウンセラーは，クライエントの観点にほとんど，あるいはまったく注意を向けない

2 カウンセラーは，思い出したようにクライエントの観点を探ろうとする。カウンセラーは，クライエントの真の意味するところをおそらく正しく理解できていないか，見落としている

3 カウンセラーは，クライエントの観点を積極的に理解しようとし，ある程度は成功している

4 カウンセラーは，クライエントの見解を積極的に何度も理解しようと努めている。クライエントの世界観について，ほとんどは明示的な内容に限られているが，正確に理解している証拠を示している

> 5　カウンセラーは，クライエントの見解について，明示的に述べられていることだけではなく，クライエントがまだ言葉にしていないところの意味まで深く理解している証拠を示している
>
> 高

標準的な点数：

　ここまで，4項目の評価点を列挙しましたが，それぞれで満点をとる必要はありません。すべての項目で3点以上取れていれば十分です。

2回目　カウンセラーの行動カウント

　2回目の再生では，カウンセラーの行動に注目した評価を行います。このときは1回目の再生とは異なり，全体的な評価には気を取られずに，純粋に「このとき，カウンセラーは何をしたのか」のみに注目をしていきます。

　多くの会話では，1回の「発言」を明確に定義することは困難ですが，ここではカウンセラーの1回の発言を，クライエントの発言によって止められるまでを1つの区切りとして定義します。一般的には，1つの発話に対する1つの行動としての評価が行われますが，すべての発話に行動が定義できるわけではありません。

　現在の MITI では，カウンセラーの行動を以下に分類してカウントします。

- 情報提供(giving information)
- 説得(persuade)または(persuade with)
- 質問(Q)
- 単純な聞き返し(simple reflection：SR)または，複雑な聞き返し(complicated reflection：CR)
- 是認(affirm：AF)
- 連携関係の探索(seek)
- 自律性の強調(emphasize)
- 直面化(confront)

第4章で紹介した動機づけ面接のスキルと見比べていただけると気がつくと思いますが，この評価項目は必ずしも動機づけ面接のスキルをカウントしているものではありません。

　むしろ，説得や直面化は動機づけ面接「らしくない」指標です。

　だからこそ，動機づけ面接らしさ・動機づけ面接らしくなさ，が点数化できるのです。

簡易版行動カウント：

　このように言葉を並べてみると単純なように思われるかもしれませんが，実際に完全にMITIを利用した評価をできるようになるには動機づけ面接自体を深く理解する必要があります。

　つまり，ここまでの範囲は，初学者のうちには「こういう指標があるんだ」と意識できれば十分で，自分自身でできるようになる必要はない，と理解していただいて構いません。

　特に，総合的評価については，動機づけ面接のトレーナー役を担えるようになってから学習したほうが効率的かつ現実的です。

　初学者にとってもとっつきやすく，かつ有益なのが，2回目の聞き返しで評価を行う「カウンセラーの行動」です。

　そもそも，動機づけ面接は，結果が良かったカウンセラーの行動をマネすることから発達しています。したがって，動機づけ面接らしさを測るには，カウンセラーとしての行動を評価することが理にかなっているのです。

　そうはいっても，上記の内容は，それなりに複雑なものであったと思います。そこで，初学者が1人でも活用できるようになるためには，より簡素化した手法がとられることがあります。

　すなわち，動機づけ面接の中核的なスキルである「聞き返し」と，それを引き出すきっかけとなる質問との比率に着目し，

- 質問（Q）
- 聞き返し（SR，CR）

の2点にのみ集中して，それをカウントしてみる，という方法です。

熟達したカウンセラーであれば，1回の質問に対して，2～3回の聞き返しを行うことができ，また，その聞き返しの半分を複雑な聞き返しで行うことができるとされています。

　すなわち，質問の数を Q，単純な聞き返しの数を SR，複雑な聞き返しの数を CR とすると，熟達者では，

　(SR + CR) ÷ Q が 2.0 以上

　CR ÷ (SR + CR) が 0.5 以上

というスコアを得ることができることになります。

　もちろん，最初からこのスコアを目指す必要はありません。初学者としては，1回の質問に対して1回の聞き返しができる，聞き返しを半分近く，目標としては 40％でも複雑な聞き返しができれば十分です。よって，以下を当面の目標としましょう。

　(SR + CR) ÷ Q が 1.0 以上

　CR ÷ (SR + CR) が 0.4 以上

　それでは，実際に簡易版行動カウントをやってみましょう（→仲間を集めて練習しよう⑪）。

面接事例：

　参考までに，簡単な面接事例をカウンセラーの行動，評価スコアとともに示したいと思います。

　50 代の管理職男性。受診時血圧は 1 回目 174/118 mmHg，2 回目 164/101 mmHg，中性脂肪 296 mg/dL，γ-GTP 155 IU/L，BMI 25.5。生活習慣として過剰飲酒あり。

　保健指導は「希望なし」，半年以内の生活改善は「するつもりがない」。

仲間を集めて練習しよう⑪：カウンセラーの行動カウント編

2人1組のワークです。

　録音と再生のできるデバイスを用意してください。スマートフォンのアプリケーションを利用していただいても構いません。

　人数に余裕がある場合には，グループを分けるのではなく，観察者として練習に加わることをお勧めします。

カウンセラー役1人
クライエント役1人　（残りは観察者）

手順

①クライエント役は提供可能な内容で，自分自身の変えたい行動について話をする。

②カウンセラー役は，動機づけ面接の手順を意識しながら，10分間の面談を行い，それを録音する。

③時間がきたら面接を終了し，録音された面接を再生する。

④次表を参考に，カウンセラー役の行動をカウントする。

⑤それぞれの数値を算出する。

⑥役割交代

カウントするカウンセラー役の行動（録音を再生しながら，正の字でカウントする）

- 質問　　　　　　　　　＿＿＿＿回(Q)
- 単純な聞き返し　　　　＿＿＿＿回(SR)
- 複雑な聞き返し　　　　＿＿＿＿回(CR)

質問に対する聞き返しの割合(SR + CR)/Q(目標2.0以上)
聞き返しに対する複雑な聞き返しの割合 CR/(SR + CR)（目標0.5以上）

（練習⑪は以上です）

前回受診時（約 1 年前）にも同程度の高血圧を指摘され，当日中に紹介状が発行されていたものの，問診票の「高血圧」の項目に対して，堂々と「放置」と書かれていた。

医師：胸の音とかは特に問題ありませんね……（AF：是認）

　　　こちらが今日のデータなのですが，ご覧になっていかがですか？（Q：質問）

患者：ああ，やっぱり血圧高いなぁ……ほかはよくわからない

医：なるほど，血圧が少し気になる（CR：複雑な聞き返し）

患：少しというか，だいぶね。いつも言われているから，何とかしたいんだけど

医：気にはなるけれど，どうしたらいいかわからない……（CR）

患：去年，あのあと病院に行ったんだけれど，2 回くらい行ってそのままになっちゃったんだよね……

医：あ，1 度は受診されたんですね。で，今は行っていない……（CR）

患：いやぁ，めんどくさくなっちゃって

医：大丈夫かな，みたいな……（CR）

患：大丈夫とは思ってないけど。やっぱり薬飲まないとダメですよね……

医：薬を飲みたくない……（CR）

患：それもそういうわけじゃないんだけれどね……仕事も忙しくて

医：仕事が落ち着けば通院したい（CR）

患：まあ，言い訳なんですけれどね。

医：薬は飲んだほうがいいかな，と……（CR）

患：そりゃそうでしょ，こんなに高いんだもん

医：ちょっとマズいかなぁ，と……（CR）

患：だいぶね

医：では紹介状をお出ししましょうね（ノーカウント）

患：ありがとうございます。すぐ行きます！

この面接では，1回の質問から誘導したクライエントの発話に対して，8回に及ぶ「複雑な聞き返し」だけで進行させています。

　したがって，それぞれ目標がクリアできています。

　(SR＋CR)/Q＝(0+8)/1＝8.0(目標2.0以上)
　CR/(SR＋CR)＝8/(8+0)＝1.0(目標0.5以上)

――――――――――――― 本項のまとめ ―――――――――――――

● 任意に行われた面接は，MITI を用いることにより「動機づけ面接らしさ」を評価することができる。

● MITI を用いた評価自体は難易度が高いものの，簡易的に用いることで，初学者であっても自分の面接に客観的な評価を与えることができる。

――――――――――――――――――――――――――――――――――――――

第 **6** 章

終わりに：
学びの場のススメ

医療面接がうまくなりたいあなたへ

さて，本書の役割も，いよいよ大詰めです。

本書を手に取る前に比べて，動機づけ面接についての理解を少しでも深めていただけましたら，筆者としてこれほどの喜びはありません。

同時に，これで満足された，という方も多くはないだろうとも考えています。本書はあくまでも学び始めの一歩を進んでいただくためのものなのです。本書の目的は，皆さんに，動機づけ面接という面接技法があるのだ，それは有効性を示しながら発達してきたんだ，勉強や練習により面接はうまくなるんだ，だからもっと勉強しよう，練習しよう……そう思っていただくことです。

1人でも多くの読者が，本書をきっかけに，さらなる研鑽を積んでいこうと感じていただきたいと願って止みません。

カウンセラーとしての成長プロセス

カウンセリング技術にも習得段階がありますが，カウンセラー自身の成長にも習得段階があるとされています。

カウンセラー教育を専門とする心理学者であるミッチェル・ヘルゲ・ロンスタット(Michael Helge Rønnestad)とトーマス・M・スコウフォルト(Thomas M. Skovholt)は，カウンセラーやセラピストの専門的発達段階を調査・検討した研究成果を発表しており，そこでは，次のようにカウンセラーの段階的な発達モデル(表6-1)を示すとしています[1]。

私自身も含めて，本書の読者の皆さんは，まだまだ自身の成長に関心を持ち続けていることでしょう。つまり，まだ第6期を迎えてはいないのです。

そうです。我々の治療者としての成長は，まだ終わってはいないのです。

表6-1　カウンセラーの段階的な発達モデル

第1期	素人援助者期	心理援助の訓練を受ける前の状態
第2期	初学者期	専門的な訓練を受けることへの熱意は強いが，自信に乏しく不安が強い。新たな理論を学ぶたびに，自分の援助に対する考え方が大きく影響を受ける
第3期	上級生期	一人前の専門家として機能することを目標とするため，間違いを恐れ，完璧主義的になりがちであり，何でも教科書通りにこなそうとする。訓練の効果を感じる一方で，経験豊富な臨床家を理想として学びたいという気持ちが強い
第4期	初心者専門家期	専門家として職に就いたあと，訓練において体得したことを何度となく見直す。1つの理論モデルに忠実であることよりも，クライエントとの最適な治療関係を築くことに注意を向けるようになる
第5期	経験を積んだ専門家期	さまざまな現場で数多くのクライエントとの臨床経験を積み，自分の価値観・世界観・パーソナリティーを反映させていく。専門的文献だけでなく，自分自身の経験を振り返ることから多くを学ぶ
第6期	熟練した専門家期	職業的人生を振り返り，自身の臨床家としての力を現実的に認識し，もう一方で自身の限界も謙虚に受け入れる。専門的知識の真の発展に関して冷めた見方をすることも少なくない。職業に対する関心が薄れることもある

■ セミナーに参加しよう

　第1章で示したとおり，本書は私が講師を務めるセミナーの流れをもとに，書籍として読めることを意識しながらまとめたものです。

　おおむね2日程度のセミナーで扱う範囲を網羅してはいますが，セミナーそのものではありません。

　何をいっても，やはり面接は実技です。その技法の習得には実技練習が必要であることに変わりはありません。だからこそ本書では要所要所に「仲間を集めて練習してみよう」を挿入しましたが，仲間を集めるのに苦労された方もいたのではないでしょうか。また，文字による説明だけでは，いまいちピンとこなかったとか，うまくいっているのか，いっていないのかわからなかった，という方もいたと思います。

そうした「読書による学習」の欠点を埋めることができるのは，やはり実際のセミナーではないでしょうか。セミナーのなかで行われる実技練習では，講師らとともに，うまくいったこと，うまくいかなかったことを確認し，上級者を交えてフィードバックを受け，さらなる上達を目指していくことも可能です。

執筆時現在はコロナ禍の最中で，現地参加型のセミナーが激減してしまっていますが，そのぶん，オンライン上で開催されるセミナーも充実してきました。また，コロナ禍が落ちつき，かつての日常が取り戻せれば，現地参加型のセミナーやワークショップも復活してくるかもしれません。

なかでも，最もお勧めしたいセミナーが，毎年1月第2月曜日（成人の日）の祝日を含めた週末（土・日・祝）に行われる3日間に及ぶ集中セミナーです。

より効率的な動機づけ面接法の習得には，2日間以上のセミナーへの参加が推奨されています。現在，日本で連続した3日間のセミナーを開催しているのは，後述する「寛容と連携の日本動機づけ面接学会（JaSMINe）」が主催もしくは共催している集中セミナーだけとなっています。

このセミナーの例年のプログラムは，おおよそ以下となっており，要所要所でエクササイズが取り入れられています。

1日目：MIの骨格（スピリッツ），基本戦略（OARS），聞き返しの構造化演習
2日目：チェンジトークの強化，引き出す質問，不協和への応答，維持トークへの応答
3日目：コード化（MITI），総合演習

このセミナーの最大の特徴は，その前年までに3日間のワークショップに参加した先輩トレーニーの有志が，後述するCase Feedback Programなどの追加研修を経て，ファシリテーター（支援者）として参加しており，初学者数名につき1人の実習補助が受けられる濃厚な体制がとられていることです。そのため，初めて参加する人でも，ほとんど戸惑うことなく実習が進め

られます。

　また，ここでファシリテーターを経験した OB・OG が，さらに研修を経て全国各地で独自のセミナーを開催したり，さらにトレーニングを受けて，国際的な動機づけ面接トレーナーネットワーク(MINT)に参加したりと，活躍の場を広げています。

　かくいう私も，この 3 日間ワークショップの OB です。

各学会のおススメサイト

　全国各地で行われているセミナーに関する情報は，後述する各学会のサイトに紹介されていますので，参加しやすい地域のセミナーを探してみてください(下記アドレスはすべて 2021 年 12 月閲覧)。

Case Feedback Program を受けてみよう

　3 日間セミナーを終了した人たちへの追加研修としても用いられているのが，ケースフィードバックプログラム(Case Feedback Program, 通称CFP)です。

　こちらは，e-mail を利用して，文字起こしをした実際の面接を共有し，他の参加者やトレーナーからアドバイスを受けながら見直しを行うプログラムです。参加者自身がファシリテーターとしてフィードバックする練習も含まれます。

　そのときに用いる指標は，前章で説明した「簡易版行動カウント」(198 ページ)に類似したものです。自分自身の面接を録音し，文字起こしをしながら，そのときの行動を分類していきます。また，たんに行動を評価するだけではなく，その内容が適切であったのか，より良い面接にするにはどのような工夫ができたか，などのアイデアを，自分自身と，同等の立場で参加する受講者と，トレーナーの三者で意見を出し合いながら，動機づけ面接への理解を深めていくのです。

　なお，**この CFP は「ゆるーい思春期ネットワーク」提供のプログラム**です。

「ゆるーい思春期ネットワーク」は，後述する学術団体である「日本動機づけ面接協会 (JAMI)」の指定教育機関となっており，「**寛容と連携の日本動機づけ面接学会(JaSMINe)**」や，そのファシリテーター部会の **MINF(動機づけ面接ファシリテーターネットワーク，通称「ミンフ」)** と協力関係にある任意団体です。

● ケースフィードバックプログラム(CFP) http://uruuishishunki.wixsite. com/network/cfp

プロの MITI コーディングを受けてみよう

第 5 章の 5-2「面接を評価する」でも紹介しましたが(190 ページ)，**面接の「動機づけ面接らしさ」を評価する方法である MITI** は，面接自体を客観的に評価する優れた方法ではありますが，難解な部分も多く，初学者が使いこなすには難があります。

そこで，専門にトレーニングを受けた先駆者に，MITI を用いた評価を依頼するというのが現実的な選択肢となります。

日本語での面接を評価するには，日本語を理解できる人に依頼する必要がありますが，欧米のトレーナーから指導を受けた日本人トレーナーが「Coding Lab Japan」を開設しており，日本語で行われた面接であっても評価を受けることができます。

ここで受けた評価にはスコアの証明書が発行されます。証明書には，各項目に対する詳細な評価も得ることができますから，この評価をもとに，上位者からさらなるアドバイスを受けることもできます。

また，ここから一定以上の評価を得られる面接ができるようになると，いよいよ動機づけ面接トレーナーへの道が見えてきます。

● MITI コーディング https://codingtsubolabo.wixsite.com/coding-lab-for-miti

トレーナーを目指そう

自分自身の研鑽がある程度進んだら，仲間を増やすためにも「教える側」を

目指してみましょう。

　教える，ということは，たんに誰かに新しい知識や経験を伝えられる，というだけではありません。教えるという立場にたつことで，自分自身が本当に理解しているのか確かめることができるのです。

　どんなことでもそうですが，理解するということと，理解しているつもりになる，ということの間には，大きな隔たりがあります。しかし，自分自身で「理解している」のか「理解しているつもり」なのかを判断することはなかなかできません。しかし，教えようとしてみると，その隔たりが姿を現します。

　「理解しているつもり」では，説明をしようとしても，説明ができないのです。逆に言えば，説明できないことは理解できていない，と自覚することができるようになります。

　また，理解を深めていく過程としても，特にわかったようなわからないようなときには，人に説明してみることで頭の中が整理できるようになります。また，自分では思いつかないような疑問や質問を受けることで，見落としている課題に気づくこともできます。このように，教える立場にたつことは，自分の理解をより一層深めていくためにも重要なのです。

　動機づけ面接を教えるためには，特に定められた資格は必要ありません。しかし，講演を主催する立場では，その質を担保する目的などから，一定の評価を得た講師を招くことが一般的です。

　そこで，国際的にはMINT（Motivational Interviewing Network of Trainers，通称「ミント」）と呼ばれるネットワークが利用されています。このMINTにメンバーとして登録されるためには，動機づけ面接ができることを証明し，TNT（Training of New Trainers）と呼ばれる研修会（図6-1）を終了する必要があります。

　現在ではこの「動機づけ面接ができる」ことの証明としては，MINT側から用意される模擬患者を相手にした面接を行う試験を受ける必要がありますが，かつてはMITIが使われていました。

学会をのぞいてみよう

　最後に，学会について紹介したいと思います。

　動機づけ面接への関心が高まっている日本では，起源や目的の異なる動機づけ面接に関する学会がいくつかうまれています。

　代表的なものの1つは，国内で最初に動機づけ面接トレーナーになった原井宏明らを中心として設立された「**日本動機づけ面接協会**」です。この協会では，動機づけ面接を評価して認定する独自のシステムを構築しています。

　英語名を Japan Association of Motivational Interviewing と称し，JAMI（ジャミー）と呼ばれています。

● **JAMI（ジャミー）https://www.motivationalinterview.jp**

　他方，「**寛容と連携の日本動機づけ面接学会**」は，私に動機づけ面接を教えてくれた，加濃正人，磯村毅らを中心としたグループで，現時点では国内最大の参加者を擁している学会です。こちらは会員同士のネットワークの構築を主たる目的としており，動機づけ面接を身につけたある分野の専門家が，別の分野の専門家と交流し，専門性の幅や，動機づけ面接以外の技術を相互に学習することを目指しています。

　先述した3日間ワークショップを主催しているのも，この団体です。

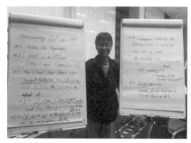 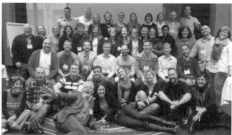

図 6-1　筆者が参加した TNT の一場面

こちらは英語名を Japan Society of Motivational Interviewing for Network と称し，JaSMINe（ジャスミン）と呼ばれています。

- ● **JaSMINe（ジャスミン） https://gadjasmine.wixsite.com/jasmine**

　本書の執筆時点では，新型コロナウイルス感染症の拡大が続いており，次の「学術集会」がいつになったら開催できるのか見当もついていませんが，いつか，こうした学びの場で，皆さんとお会いできることを期待して，本書の締めとさせていただきたいと思います。

■文献
1. Rønnestad MH, Skovholt TM. The journey of the counselor and therapist: Research findings and perspectives on professional development. J Career Dev 2003；30：5-44.

第6章　終わりに：学びの場のススメ

索引

著者紹介

清水隆裕(しみず・たかひろ)
敬愛会ちばなクリニック健康管理センター 医長
医師，労働衛生コンサルタント，公認心理師，動機づけ面接トレーナー

1973 年千葉県市原市生まれ。
1989～90 年 渋谷教育学園幕張高校在学中に，フロリダ州立 Gulf High School へ交換留学派遣，心理学に触れる。同高校卒業後，潜水士などを経て，2001 年琉球大学医学部医学科卒業，同大学病院放射線科入局。2006 年敬愛会ちばなクリニック健康管理センター，2008 年 1 月より同センター医長(現職)。現在に至る。沖縄産業保健総合支援センター相談員，沖縄大学非常勤講師，沖縄県内企業や公立小中学校での産業医・校医なども兼任。

■主な資格
2001 年 医師登録
2015 年 動機づけ面接トレーナーネットワーク(MINT)加入
2017 年 労働衛生コンサルタント登録
2019 年 公認心理師登録

■主な所属学会
寛容と連携の日本動機づけ面接学会(JaSMINe，理事)
日本総合健診医学会(審議員)
日本禁煙推進医師歯科医師連盟(運営委員)
日本禁煙学会(心理学部会 副委員長，禁煙治療と支援委員会 委員)
日本人間ドック学会
日本医学放射線学会

外来で診る "わかっちゃいるけどやめられない"
への介入技法──動機づけ面接入門編

定価：本体 3,000 円＋税

2022 年 1 月 26 日発行　第 1 版第 1 刷 ©

著　者　清水　隆裕

発行者　株式会社 メディカル・サイエンス・インターナショナル
　　　　代表取締役　金子　浩平
　　　　東京都文京区本郷 1-28-36
　　　　郵便番号 113-0033　電話(03)5804-6050

印刷：双文社印刷／ブックデザイン：明昌堂

ISBN 978-4-8157-3041-3　C3047